图说医学

统计学

李雪迎
卢 双 ▶ 著
王熙诚

中国大百科全书出版社

图书在版编目（CIP）数据

图说医学统计学 / 李雪迎，卢双，王熙诚著.
北京：中国大百科全书出版社，2024. 12. -- ISBN 978-
7-5202-1668-5

Ⅰ. R195.1-64

中国国家版本馆 CIP 数据核字第 2024951U5R 号

出 版 人	刘祚臣
策 划 人	常晓迪
责任编辑	常晓迪
责任校对	康丽利
责任印制	李宝丰
封面设计	博越创想・夏翠燕
版式设计	博越创想
出版发行	中国大百科全书出版社
地　　址	北京市西城区阜成门北大街 17 号
邮　　编	100037
电　　话	010-88390790
网　　址	http://www.ecph.com.cn
印　　刷	北京九天鸿程印刷有限责任公司
开　　本	710 毫米 ×1000 毫米　1/16
印　　张	15.75
字　　数	232 千字
版　　次	2024 年 12 月第 1 版
印　　次	2024 年 12 月第 1 次印刷
书　　号	ISBN 978-7-5202-1668-5
定　　价	79.00 元

画出我心中的直观统计

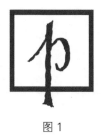

图 1

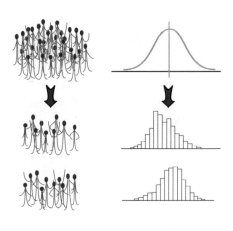

图 2

通过图画来表达统计方法的要点，是我多年来的心愿。还记得当初做医生的时候，第一次研读统计学专著并自己进行统计分析时，就萌生了这个想法。

多年的医学学习，使我们与数学思维渐行渐远。回归临床科研，再见统计学，这让我和我的同学们无不感到：这也太难了吧！（见图 1）

然而，医学生的求学之路培养了我们敢于迎难而上的精神、将学习进行到底的决心以及终身求知的习惯。

面对那些布满字母的公式，我们不屈不挠，但并非攻无不克。在坚持不懈的努力下，我发现，当我把它们转化成图像后，它们立刻鲜活了起来，似乎也好理解了不少。（见图 2）

我喜欢用这种方法帮自己加深记忆。（见图3）

当统计学成为我的专业之后，面对和曾经的我一样因为统计学而备受煎熬的医生们，我开始利用随手画下的图画来帮助各位理解这"剪不断，理还乱"的知识。效果还不错。（见图4）

其实，在临床教学中，我曾在讲授物理治疗课程时采用过画图的方法，效果也相当不错。（见图5）

因此，在统计学的教学中，图画成为了我的得力助手。让更多的人看到，或许就会帮助到更多的学子。于是，从2016年起，我开始通过微信公众号"熙成治学"把日常教学和临床研究中遇到的统计学困惑用图画和短文的方式呈现出来，希望能帮助更多的同道中人。这个过程充满了挑战和快乐。画图表达统计学知识确实不是一件轻而易举的事情。几年下来，颇感美术功底大有长进。

一路走来，越来越多的学者加入了创作，经过不断磨合，"小组工作机制"运转良好。我们尽力在专业性和易读性之间寻求艰难的平衡。但绝不放过任何疑点，充分地讨论

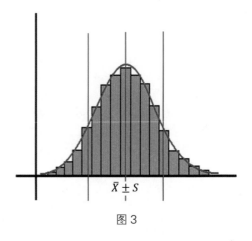

图3

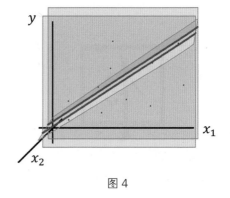

图4

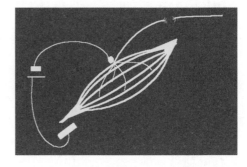

图5

和求证是我们必经的工作环节。写作中也从不"赶进度"。还记得"队列研究与病例－对照研究"系列从构思到最后成图，经历了一年多的时间。不过最后的效果令人欣慰。多位医学同行表示，这是 *OR* 值看起来"相当亲切"的一次体验。

由于深知医学工作者的繁忙，我们的短文不仅需要易懂还需要简洁。所以每篇短文我们希望能做到相对的独立完整。能够在有限的碎片时间里，完整地说明临床研究中常见的一个问题，解答一个疑惑。尽可能避免"需要读完上一章，才看得懂这一篇"的情况。

在这些年的创作过程中，我们还感受到了来自师长、同学、同事、朋友们的关怀。多位老师帮我们指出文中疏漏，提出创作建议。这让每一篇成文都在发布时经历了多方的审阅和精修——这是一个弥足珍贵的过程。由于有了各位学者的帮助和指导，我们的写作"技艺"稳步提高。多篇作品也在老师们的提点下，得以增补得更加完备。

终于，经过多年的积累和沉淀，短文们已经构成了基本的统计学知识脉络，经过对体系完整性的梳理和补充，我们于今时集腋成裘，成就了这本图画书。

统计学的短文故事写作应该不会就此终止。统计学在发展，还有好多问题的图解在心中酝酿，在今后的日子里，我们的团队还会再接再厉，请相信，我们的图会越画越好。

李雪迎

2024 年 8 月

目录

4
研究
设计

189

5

数据
科学

235

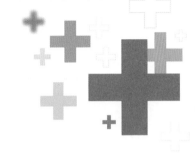

1

概论

临床研究好像总离不开统计学

　　临床研究报告中，统计表和统计图是我们最常见的结果呈现方式。纷繁的统计学方法让曾经还是新手的我既紧张又兴奋，而且在很长的一段时间里，p 值一直是我研究中最"挂念"的参数，好像它才是我寻找的真谛，我期待与 $p < 0.05$ 的完美遇见。其实我心中一直有个疑问：我为什么非要算个 p 值出来，p 值 > 0.05 又能怎样？

　　实际上，临床研究中，统计学的确是很重要的研究工具，在数据分析中，它的主要任务有两个方面：

统计描述和统计推断

　　统计描述帮助我们准确呈现研究信息，再通过统计推断帮我们依据样本推断总体，并验证临床命题。所以在数据分析阶段，统计学在临床研究中的两大作用来自统计描述和统计推断。

　　统计描述，是让我们把研究数据准确呈现给读者的重要方法。为了能够准确表达数据特征，从数据属性上，我们首先把数据按照它们的特点分做了三个大的类目。它们分别是——

　　表达数值大小的计量资料（也叫定量资料）；

　　表达类别属性的计数资料（也叫分类资料）；

　　兼有类别属性和程度高低的等级资料。（见图1.1）

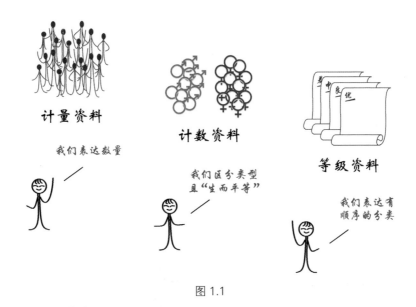

图 1.1

　　针对不同属性的资料，我们会根据数据特征选择相应的方式完成数据描述，从而让读者准确、迅速地了解研究信息。（见图 1.2）

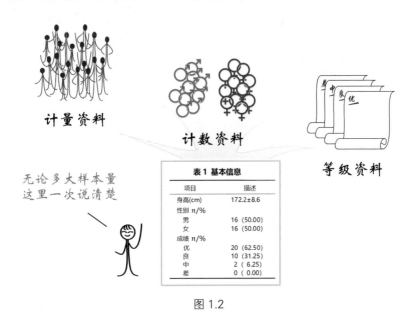

表 1 基本信息	
项目	描述
身高(cm)	172.2±8.6
性别 *n*/%	
男	16 (50.00)
女	16 (50.00)
成绩 *n*/%	
优	20 (62.50)
良	10 (31.25)
中	2 (6.25)
差	0 (0.00)

图 1.2

　　那么，有了统计描述，研究中所获得的数据信息已经说清楚了，为什么还一定要做统计推断呢？

这是因为，在大多数情况下，我们临床研究的目的并非单纯为了呈现受试对象的个体特征，而是以这些受试对象为代表（样本）来推知临床规律，也就是所有和受试对象群体特征相同的人群（总体）特征。

比如，我们研究了一种治疗原发性高血压的新药，并期望其疗效能够超越传统的治疗方法。为验证这一点，我们会通过临床试验来验证新药的疗效，而参加试验的受试者一定是这个药物的适应症群体的代表。从他们身上收集的安全性、有效性数据，将为我们提供有力证据，用以证明这个新药对所宣称的适应症人群具有显著治疗效果的结论。（见图 1.3）

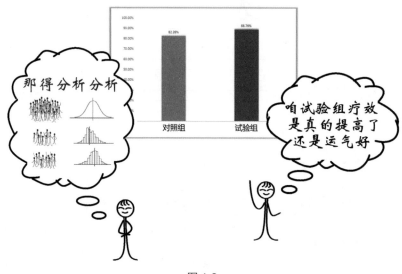

图 1.3

这就不是简单读懂样本数据就可以做出结论的了，正如古语有云：龙生九子不成龙，各有所好。茫茫人海，个体间的差异是显而易见的。当我们从总体中随机抽取一个样本的时候，这个样本永远会带着一个叫"抽样误差"的属性。所以，如果从一个已知的总体中做两次完全独立的随机抽样，那么获得的这两个样本几乎不可能完全一样。要想通过样本信息认识总体特征，我们需要透过表象来认识本质，在随机误差的陪伴下，寻找本真。在临床研究中，这个工作我们通常交给统计推断来完成。我们常用的统计推断方法包括假设检验和区间估计。（见图 1.4）

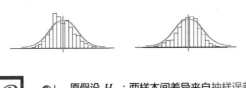

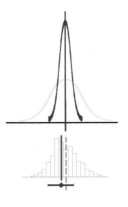

原假设 H_0：两样本间差异来自抽样误差，他们本质相同，来自同一总体

备择假设 H_1：两样本存在本质不同，来自不同总体

假设检验　　　　　　　　区间估计

图 1.4

其实我们经常报告的 p 值就是假设检验的结果，这下就理解为什么研究报告里一定要算个 p 值出来了。因为假设检验报告结果中的统计量和 p 值是为了告诉大家——我们在用样本信息推断总体信息，而不是仅仅停留在描述这一组病例特征的层面上。

从分析的目的看，统计分析又可以区分为差异性分析（用于解读不同组别间的不同，比如我们最熟悉的名字——t 检验）和关联性分析（用于探讨临床特征间共同变化的趋势，比如回归分析）。（见图 1.5）

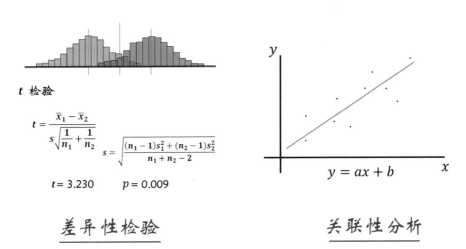

t 检验

$$t = \frac{\bar{x}_1 - \bar{x}_2}{s\sqrt{\frac{1}{n_1} + \frac{1}{n_2}}} \qquad s = \sqrt{\frac{(n_1 - 1)s_1^2 + (n_2 - 1)s_2^2}{n_1 + n_2 - 2}}$$

$t = 3.230 \qquad p = 0.009$

差异性检验　　　　　　　　关联性分析

$y = ax + b$

图 1.5

讲到这里，可能你会以为我们已经全面概述了统计学在临床研究中的应用，其实并没有，大概你曾听过这样一句话：

数据分析时才想起统计学就晚啦

这是真的吗？其实是有一定道理的。当统计学渗透到各个应用领域时，它的核心任务就从理论发展转移到一个个鲜活的实际问题上来了。这显然需要统计学与专业知识进行融合与共同发展，才能使研究情境符合实际意义和统计学的应用条件。在医学研究领域，统计学与临床研究的共同发展已经有了相当长的历史和大量的研究实践。在实践过程中，这种结合、发展在很大程度上推动了临床研究方法的进步。在大量实践的基础上，学者们将研究划分为两大类别，即干预性研究（如随机对照临床试验研究）和观察性研究（如我们常常听到的队列研究、病例–对照研究、横断面研究等）（见图1.6），并不断丰富其中的研究方法和组织形式，而这些都是与统计分析方法本身的发展相呼应的。

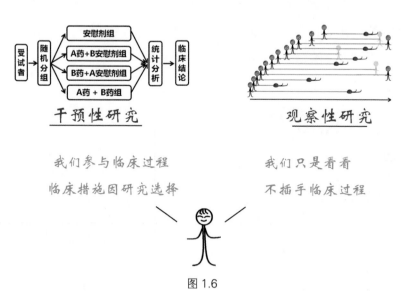

图 1.6

从方法学的角度看，我们可以把研究设计和数据分析视为临床问题验证中的两个环节。我们的临床研究一定是从临床问题出发，通过精心设计研究将问题具象化，转化为明确的科学问题，而这个科学问题刚好可以通过统计分析来得到验证，从而实现解决临床问题的目的。

在这个环环相扣的验证过程中，设计研究方式与分析策略之间必须存在合理的对应和关联，否则将文不对题，验证工作也势必功亏一篑（见图1.7）。大家或许都听说过"临床研究的统计学设计"这个词，实际上它强调的正是统计学原则在实际研究场景下的合理运用。因此，在临床研究中，统计学的起点是研究设计阶段，而非数据分析阶段。多学科间的充分合作、沟通和讨论对于研究设计来说，是至关重要的。

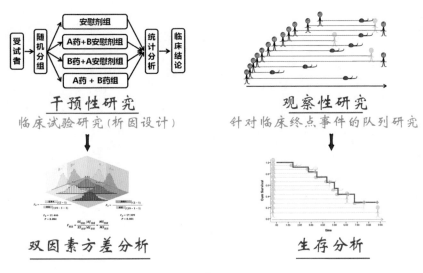

图 1.7

对于不少青年学者而言，他们对统计学的第一印象很可能来自研究设计阶段的样本量估算环节。当年那种不知所措的感觉一直留在我心里。

以下内容，将涵盖研究设计阶段所涉及的统计学主题，我们将按照研究设计的类型和要素分别进行说明。针对数据分析阶段，我们将介绍数据描述以及假设检验、区间估计的常用方法，并分享一些较为常见的误解与困惑，希望无论是未雨绸缪还是亡羊补牢，都能对统计学的应用有所帮助。

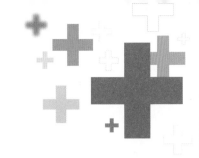

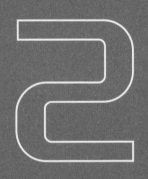

统计描述

例数和百分数

分类变量是什么？我们在概论中提到过：分类变量是记录并区分不同类别属性特征信息的数据类型，如性别、病变部位等，这些数据将研究对象按照其属性划分到不同的类别中。

那么，这样的数据要怎样描述呢？既然它们归属于不同的类别，记录每个类别中的个数就是必需的。（见图2.1）

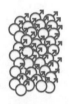

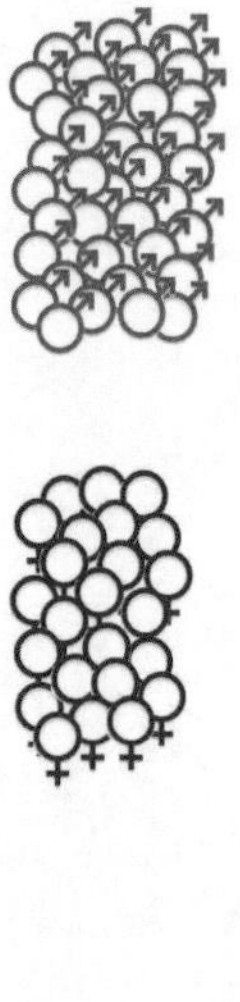

性别特征描述	
项目	描述
性别 n	
男：	36
女：	24

图2.1

不过在很多时候仅仅记录个数会显得数据不够充分。比如，当比较组间数量悬殊的时候，如果只报告例数，读者就很难迅速理解、掌握两组间类别构成上的异同。（见图2.2）

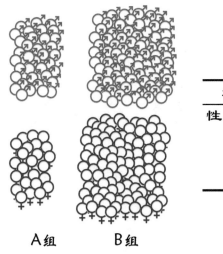

性别特征描述

项目	A组	B组
性别 n		
男：	36	84
女：	24	96

图 2.2

这个时候就需要另一个指标——"百分数"隆重登场。（见图2.3）

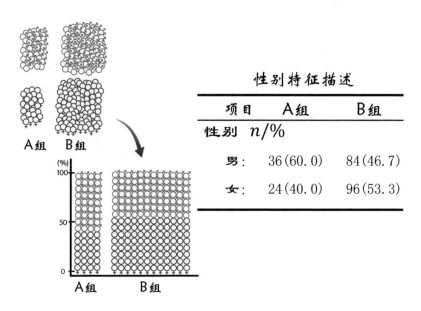

性别特征描述

项目	A组	B组
性别 $n/\%$		
男：	36（60.0）	84（46.7）
女：	24（40.0）	96（53.3）

图 2.3

百分数帮我们把不同体量的数据进行"归一化"表达。这样一来，数据的构成特征就更加一目了然了。

因此在分类变量的数据描述中，例数（百分数）的形式是我们最常用的。

当然，这并不绝对，因为百分数在"把数据说清楚"这个问题上的贡献并不总是那么卓越。（见图 2.4）

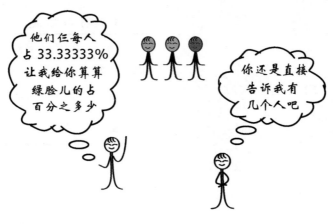

图 2.4

比如，当总样本含量不高的时候，百分数会变得非常"不稳定"，因此，在样本含量较低（比如不足 20 例）的情况下，百分数的计算经常被认为没有实际意义。

2.2 连续变量

2.2.1 钻石里面的统计描述

利用统计学指标描述数据，让我们有机会以最精炼、最准确的形式传达数据的特征（见图 2.5）。

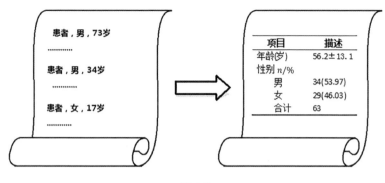

图 2.5

如何才能准确表达数据特征呢？选择恰当的统计指标就是关键。

以身高为例：当要描述一群人的身高时，我们首先要告诉大家的是：他们是一群成年人？还是一群孩子？也就是说，他们的身高主要集中在什么水平上。（见图 2.6）

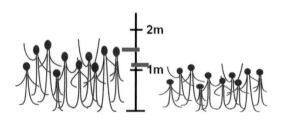

图 2.6

在统计学上，这被称为集中趋势。

集中趋势是重要的统计特征，且通常不容易被忽略。在医学研究中，最常见的描述集中趋势的指标是平均值。

但是，仅仅说明集中趋势，数据描述就充分了吗？（见图 2.7）

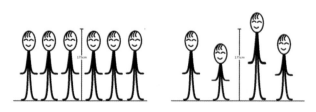

图 2.7

当然不是。这两组人的平均身高都是 175cm，但仅仅报告平均值显然并不能传达全部信息，那就是他们彼此间的差异。我们称这个特质为离散趋势。常常与平均值一起使用，用以表达离散趋势的指标就是标准差。

那么，这和钻石又有什么关系呢？

钻石是最珍贵的无机宝石，其价值与其重量密切相关。因此，在交易中准确称重备受关注，且往往容易引发纷争。在计量技术尚不发达的时代，寻找既具有公信力又能广泛应用的标准砝码是一个难题。此时，一种来自克拉树的小豆豆进入了人们的视线。克拉豆的特点是：每一粒珍贵的克拉豆重量几乎相同。于是大家愿意用它作为砝码，因为它既公允又易于获得。

由此可见，变异特征是事物特质的重要方面。极小的个体差异使克拉豆和钻石等珍贵的宝石永远地联系在了一起。相比之下，苹果就没有这么"幸运"了。（见图 2.8）

在计量指标的数据描述中，离散趋势的描述当然也不可或缺。

然而，在审读报告时，仅给出集中趋势而不报告离散趋势的情况仍然时有发生。故而在此特别提醒大家注意这一点。

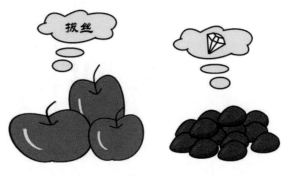

图 2.8

2.2.2 请问这位数据您服从正态分布吗？

统计描述帮助我们用精炼且准确的方式描画数据，特别是对于以数值大小表达信息的连续变量。在描述中，我们需要同时对数据的集中趋势和离散趋势做出准确表达。

那么如何才能做到精准表达呢？这就需要了解数据的分布特征了。

直方图是了解数据分布特点的好方法。（见图 2.9）

临床研究中最常见的分布特征就是如图 2.10 所示意的正态分布。

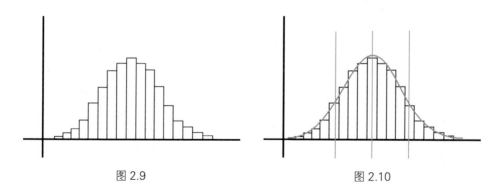

图 2.9   图 2.10

很多临床数据，比如一般人群的身高、体重等，都有这样的特点：大量个体集中在中部，少量极高和极低值位于两侧且形态对称，此类数据符合正态分布函数的特征。描述中准确的表达方式是：

平均值 ± 标准差

为什么这种方式就足够准确了呢？

这是因为均值（总体平均值 μ）和方差（总体方差 σ^2）是正态分布函数的两个参数，在给定这两个参数的情况下，可以对相应的分布函数给予准确描画（见图 2.11）。因此当研究数据服从正态分布时，则采用平均值和标准差来描绘数据。这也成为了临床研究报告中最常见的表达方式。

当然，临床信息也并非千篇一律，平均值和标准差也并非放之四海而皆准的表达金律。

例如，疾病潜伏期、术中出血量等数据的直方图往往与图 2.12 中所示相近。大多数数据集中在较低水平，而总有少部分的个体数值处于较高水平，数据分布不再对称，而是"拖着一条尾巴"。

当数据不服从正态分布时，如果还采用均值和标准差这两个正态分布的参数进行描述，则无法准确地把数据特征传递给读者（见图 2.13）。

在分布不明的情况下，采用中位数（最小值，最大值）或中位数（Q25，Q75）的方式将更加"安全"，适应面更广。

中位数是将全部数据按照大小排序后位于中间位置的数值（见图 2.14）。

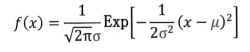

$$f(x) = \frac{1}{\sqrt{2\pi}\sigma} \text{Exp}\left[-\frac{1}{2\sigma^2}(x-\mu)^2\right]$$

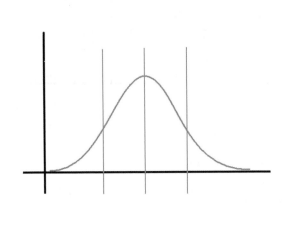

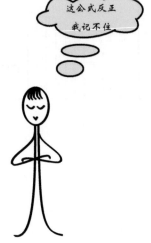

图 2.11

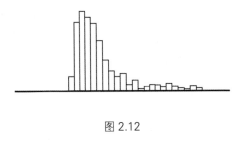

图 2.12

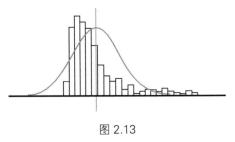

图 2.13

也就是排序在 50% 位置所对应的数值。Q25 和 Q75 则分别是 25% 和 75% 位置上的数值。

在某些特定的情况下，非正态数据通过一定的数据变换可以转化为正态分布数据（见图 2.15）。必要时，结合特定的临床意义可以在转换后对数据进行描述和统计分析。这样做不仅仅是为了利用正态分布参数精准描述数据，也为进一步利用基于正态分布所构建的统计分析方法提供了可能。

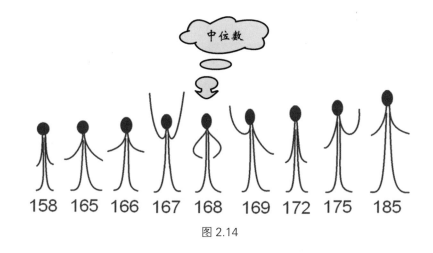

图 2.14

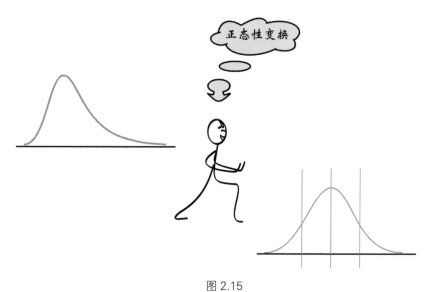

图 2.15

　　那么，一组来自临床的研究数据究竟是否可以认为服从正态分布呢？针对分布特征的判断，可以借助正态性检验来完成。

2.3　等级变量

前文已经说明了分类变量和连续变量的描述方法，那么兼具分类变量的类别属性和连续变量"大小、高低、强弱"特性的等级变量又该如何描述呢？

既然兼具二者特点，那么它们的描述方法自然也都有机会"拿来我用"。

当等级屈指可数的时候，报告每个等级的例数（百分数）就足够清楚了。不过，如果等级比较多，逐级描述就不太容易阅读了。（见图 2.16）

QLQ-C30生活质量问卷 (问题30)

项目	描述 n/%
过去一周的整体生活质量	
1 分（很差）	5(2.98)
2 分	6(3.57)
3 分	12(7.14)
4 分	17(10.12)
5 分	41(24.40)
6 分	52(30.95)
7 分（很好）	35(20.83)

心功能分级

项目	描述 n/%
心功能分级	
I 级	35(48.61)
II 级	28(38.89)
III 级	7(9.72)
IV 级	2(2.78)

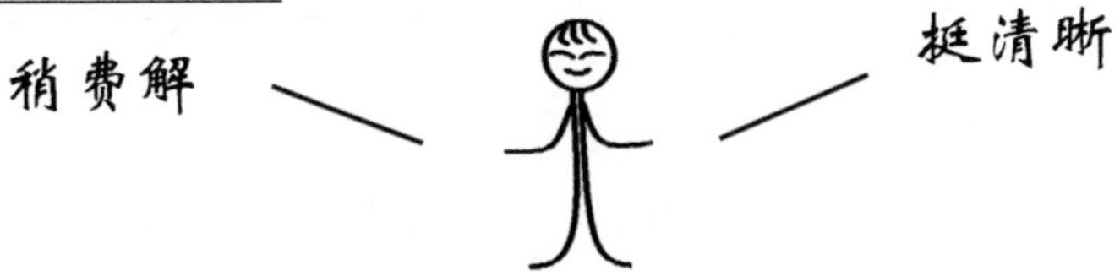

稍费解　　　挺清晰

图 2.16

注：表格中数据为模拟数据，仅为说明不同描述方式的特点

这个时候，使用中位数（最小值、最大值）也许会更适合。（见图 2.17）

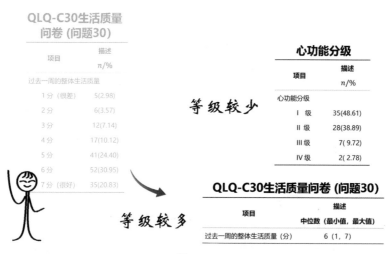

QLQ-C30生活质量问卷 (问题30)	
项目	描述 n/%
过去一周的整体生活质量	
1 分（很差）	5(2.98)
2 分	6(3.57)
3 分	12(7.14)
4 分	17(10.12)
5 分	41(24.40)
6 分	52(30.95)
7 分（很好）	35(20.83)

等级较少

等级较多

心功能分级	
项目	描述 n/%
心功能分级	
Ⅰ 级	35(48.61)
Ⅱ 级	28(38.89)
Ⅲ 级	7(9.72)
Ⅳ 级	2(2.78)

QLQ-C30生活质量问卷 (问题30)	
项目	描述 中位数（最小值，最大值）
过去一周的整体生活质量（分）	6 (1，7)

图 2.17

注：表格中数据为模拟数据，仅为说明不同描述方式的特点

因此，等级变量的描述方法的选择，通常会根据等级数目的多少，选择例数（百分数）或中位数（最小值、最大值）的方式来完成描述。但无论如何选择，根本目的一定在于：在准确传递信息的前提下，尽可能使用简洁易读的方式来传递数据信息。

2.4 小结

研究中的数据描述与处置方式永远服务于验证目标

对于数据描述而言，以上谈到的是数据描述的一般统计原则。其用意在于把状况说清楚，防止"词不达意"。在应用研究中，数据呈现和分析的根本目的在于说明验证目标。

数据描述的形式一定是在遵从统计学原则下的合理处置。比如，当面对两个比较组时，如果其中一组数据服从正态分布而另一组不服从，那么就不能一组用平均值一组用中位数来描述。别忘了，数据描述的目的是"传情达意"——在这里，就是为了呈现组间的不同。如果指标都不一样，那还怎么读呢？这种情况下，只能"委屈"正态分布的数据了，虽然我们有机会利用数据的分布参数对数据做更精准的描述，但为了对比，两组都用中位数来描述是更好的选择，因为对于这两组来说都是符合原则的方式（见图2.18）。

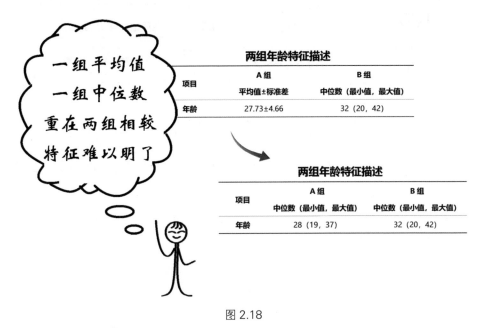

图 2.18

注：表格中数据为模拟数据，仅为说明不同描述方式的特点

　　另外，数据的加工处理也是反映研究者思路、体现验证目标的必要过程。在这个过程中，对特定的临床指标，特别是临床验证的核心指标，如何加工运用以呈现临床效用也是关键的设计环节。例如，在评价原发性高血压患者的降压治疗效果时，我们可以采用治疗前后血压的差值（即血压的下降幅度）作为连续变量来描述和分析数据；或者，根据临床意义将治疗效果二分类化，采用治疗有效和无效的二分类形式描述治疗结局，进而通过组间比较来验证疗效。

　　所以，面对同一组数据，我们的描述方式也不会是刻板和一成不变的

（见图 2.19）。在临床研究中，方法学所做的一切都源自研究目的，并服务于临床结论的验证。脱离了临床研究和应用的具体场景，我们永远无法判断数据描述和分析策略的合理性。

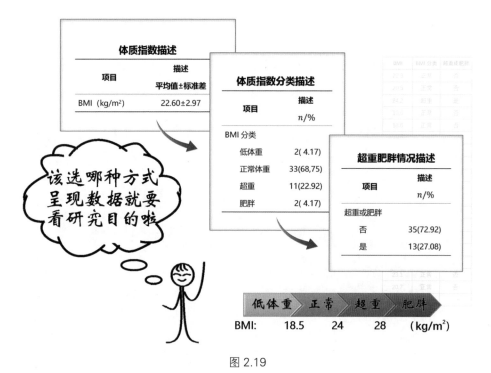

图 2.19

注：表格中数据为模拟数据，仅为说明不同描述方式的特点

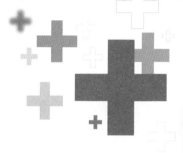

3

统计推断

3.1　统计推断总论

3.1.1　假设检验

3.1.1.1　我们真的懂那个 p 值吗？

在统计分析中，p 值的大小是我们最关心的结果。那么，p 值的含义是什么呢？在差异性检验中，最常见的错误解读是：

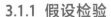

那么如何正确地理解 p 值呢？这还需要从抽样误差和假设检验谈起。

在了解群体特征的过程中，我们通常没有可能对目标人群的总体成员一一调研，往往需要借助抽样，通过了解部分个体特征来推知总体特点。

如果针对同一总体进行多次抽样，那么每一次抽选的样本都会有所不同，这是由于抽样误差造成的（见图 3.1）。

在实际研究工作中，我们不可能直接了解总体，所面临的情况常常是——当两个样本摆在我面前的时候，我需要知道他们之间的差异到底是来自抽样误差，还是来自本质的区别。

在医学研究中，我们可能会遇到这样的情况：一种新的治疗方法出现了，我们迫切地想知道，它的治疗效果是不是已经与经典方法的不同了？

在这种情况下，我们通过收集针对两种疗法的治疗样本，并通过假设检

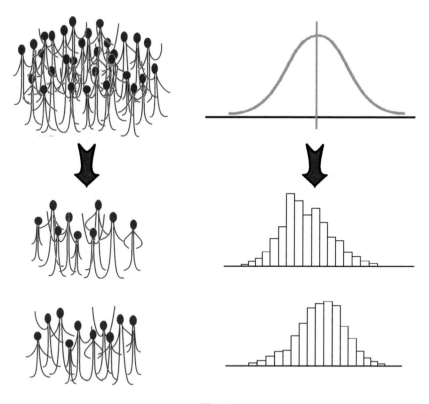

图 3.1

验来验证其异同。

所谓假设检验，就是先做假设再去验证假设的过程。首先我们根据研究命题将结局分为互斥的两种情况——原假设和备择假设。

在以上疗效验证的案例中，原假设是指：两种治疗方法的疗效相当，也就是它们的治疗能力属于同一总体，所见差别是抽样误差所致；备择假设与之相反：指两种治疗方法的治疗效果彼此不同，两样本来自不同总体。（见图3.2）

假设检验是站在原假设成立的角度下进行的。那么 p 值又是什么含义呢？我们知道"p"指的是概率，是可能性。p 值是指在假定两样本来自同一总体的前提下，随机抽样时获得这样两个样本以及获得比他们差别更大的抽样结果的总可能性。当 $p < 0.05$ 时，我们就认为出现这种情况的可能性很小，于是拒绝原假设，接受备择假设，认为两种治疗方法的疗效彼此不同。

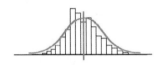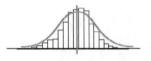

原假设 H_0：两样本间差异来自抽样误差，
他们本质相同，来自同一总体

备择假设 H_1：两样本存在本质不同，
来自不同总体

图 3.2

由此可见，p 值所反映的是：假定两样本来自同一总体的前提下，因为抽样误差而出现这种抽样结果或更极端结果的可能性，而非直接反映组间差异的大小。

固然，组间的平均水平差别越大，我们越容易察见他们之间的不同（见图 3.3）。但影响我们判定两样本是否来自同一总体的参数不仅仅是组间平均水平的不同，还受到变异特征、样本含量等因素的影响。（见图 3.4）

他们的差异是抽样误差所致吗？　　**他们的差异是抽样误差所致吗？**

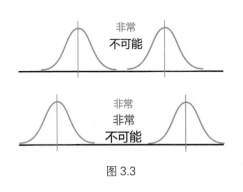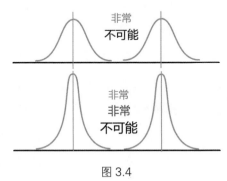

图 3.3　　　　　　　　　　　图 3.4

故而，以上示例中 p 值的含义是：假定两比较样本来自同一总体，那么因为抽样误差而出现这种抽样结果或更极端抽样结果的可能性，就不能解读为 p 值越小组间差别越明显。

3.1.1.2 $p > 0.05$ 到底要告诉我们什么？

在医学研究中，统计学检验是验证研究假设的重要手段。

0.05 是常用的显著性水平。$p < 0.05$，是"万众期待"的结果。在差异性检验中，这通常说明我们达成了验证目标。

那么，p 值未低于显著性水平的检验结果，又告诉我们什么呢？

这需要从检验假设说起。以 t 检验为例，在验证两组正态分布数据的平均水平是否存在差异时（如男性和女性的身高），我们会采用如图 3.5 所示的特定假设。

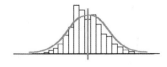 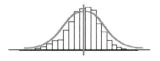

  原假设 H_0：两样本间差异来自抽样误差，

他们本质相同，来自同一总体

 备择假设 H_1：两样本存在本质不同，

来自不同总体

图 3.5

假设检验是在假定原假设成立的角度进行的。当 $p < 0.05$（即差异有统计学意义）时，我们就认为原假设成立的可能性很小，于是拒绝原假设，接受备择假设，认为二者平均水平不同。

从直观上很容易想到：既然 $p < 0.05$ 说明他们不同，那么与之相反的，就是他们的相同！

因此临床研究中常见的错误就是——基于差异无统计学意义的统计结果作出相等性的结论。

假设检验的"核心思想"来自"反证法"。通过明确验证目标，并将其反面设定为原假设。在假设检验中，先设定目标的对立面（即原假设）是成立的，并完成统计计算。当对立面成立的可能性足够小的时候，就拒绝他，接受备择假设，从而验证了我们的目标。

基于这一点，我们拒绝原假设所需要的 p 值水平是严格执行公认的"足够小"。这样一来，我们很容易看到 $p > 0.05$ 包括了"五彩缤纷"的实际情况。（见图3.6）

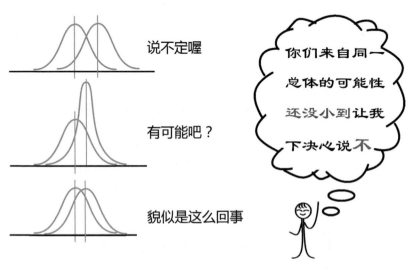

图 3.6

但总而言之，我可没办法说他们一定一样喔，我只能说：我还没理由拒绝他！

只有当 $p < 0.05$，并且出现如下情况时（见图3.7），我们才能理直气壮地得出结论！

综上，假设检验从根本上限定了我们能够验证的只有备择假设，而永远无法直接验证原假设成立。因为检验是基于原假设成立的前提下进行的，p 值 > 0.05 包含了多种实际情况，他们仅仅说明现有信息尚不足以拒绝原假设。

那么，如果想验证二者相同该怎么办呢？

首先，要验证的结论必须站在备择假设的立场上。同时，需要通过验证两组间的差异小于可接受的差异范畴来加以证明。

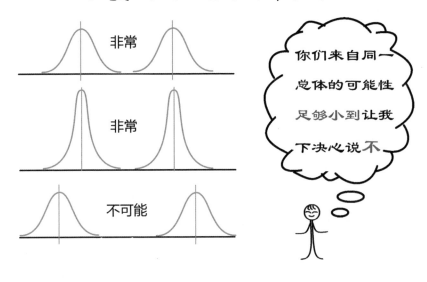

图 3.7

这种方法有一个好听的名字，叫作"等效性检验"。

3.1.1.3 听说 p 值要从 0.05 降到 0.005？不！这不是真的！

$p < 0.05$ 是我们从初入医学统计学的大门时就铭记于心的铁律，也是医学研究之路上"爱恨交织"的检验水准。（见图 3.8）

为了它，我们度过了多少踌躇满志的日子，又在拥有它的时刻体会了多少成功的喜悦。

不过最近，p 值的日子也不好过，质疑的声音真是此起彼伏。

首先，2016 年美国统计协会（ASA）发表了如图 3.9 所示关于 p 值的声明——看到了吧，我怎么觉得他们是想说：p 值啥也干不了啊。

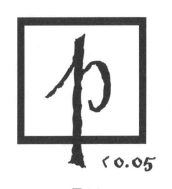

图 3.8

当然还有更直白的表达：2018 年 1 月 22 日，美国学术期刊《政治分析》宣布从 2018 年开始的第 26 辑起禁用 p 值。其要义在于：该期刊将不再在回归表或其他地方报告 p 值。造成这种变化的原因有很多，其中最重要的一个原因是——单纯依靠 p 值本身，并不能提供支持特定模式或假设的证据。（见图 3.10）

当然，为 p 值感到担忧的学者不仅限于《政治分析》的编辑们。

2018 年初，Daniel J. Benjamin 等 72 位学者出于对 0.05 这个检验水准本身过于宽松的担忧，建议将检验水准从 0.05 降低至 0.005，以遏制那些其实根本没用的新疗法的出现。（见图 3.11）

此后，美国医学会杂志（JAMA）发表了 John P. A. Ioannidis 的文章：鉴于对 p 值存在广泛的误解、误用和过度信任，为了控制假阳性结果的产生，他建议将检验水准降低到 0.005。（见图 3.12）

这是在增加研究的难度啊！

同样的研究要验证 $p < 0.005$ 相比验证 $p < 0.05$ 需要更大的样本量。这意味着时间、人力、经济成本的激增。如果科研经费支持力度不变，那么能够获得资助的项目数量势必减少。面对飙升的经费需求，研究者们可能都要反复斟酌才敢做出开展研究的决断，这势必阻碍创新的脚步！

ASA 关于 p 值的声明

- P-values can indicate how incompatible the data are with a specified statistical model.
- P-values do not measure the probability that the studied hypothesis is true, or the probability that the data were produced by random chance alone.
- Scientific conclusions and business or policy decisions should not be based only on whether a p-value passes a specific threshold.
- Proper inference requires full reporting and transparency.
- A p-value, or statistical significance, does not measure the size of an effect or the importance of a result.
- By itself, a p-value does not provide a good measure of evidence regarding a model or hypothesis.

- p 值可以表明数据和特定统计模型之间如何不相容。
- p 值并不度量研究假设为真的概率，或者数据纯系随机因素产生的概率。
- 科学结论和商务或政策决定不可以仅仅基于一个 p 值是否通过特定的阈值。
- 正确恰当的推断要求完整的报告和透明度。
- p 值或统计学意义并不度量效应的大小或结果的重要性。
- p 值本身并不对模型或假设提供一个好的度量。

图 3.9

资料来源：WassersteinRL, Lazar NA. The ASA's Statement on p-Values: Context, Process, and Purpose[J]. American Statistician, 2016,70(2):129-133.

方积乾译. ASA 关于统计意义和 p 值的声明 [J]. 中国卫生统计, 2016,33(3):549-552.

图 3.10

资料来源：Jeff Gill.Comments from the New Editor[J].Political Analysis, 2018,26(1):1-2.

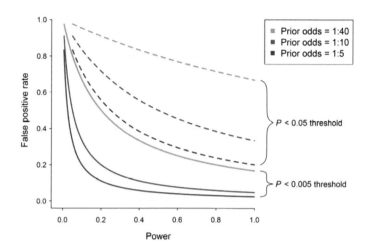

Fig. 2. Relationship between the *P*-value threshold, power, and the false positive

图 3.11

资料来源：Benjamin DJ, Berger JO, Johannesson M, et al. Redefine statistical significance. Nature Human Behaviour. 2018,2(1):6-10.

Opinion

The Proposal to Lower *P* Value Thresholds to .005

John P. A. Ioannidis, MD, DSc
Stanford Prevention Research Center, Meta-Research Innovation Center at Stanford, Departments of Medicine, Health Research and Policy, Biomedical Data Science, and Statistics, Stanford University, Stanford, California.

P values and accompanying methods of statistical significance testing are creating challenges in biomedical science and other disciplines. The vast majority (96%) of articles that report *P* values in the abstract, full text, or both include some values of .05 or less.[1] However, many of the claims that these reports highlight are likely false.[2] Recognizing the major importance of the statistical significance conundrum, the American Statistical Association (ASA) published[3] a statement on *P* values in 2016. The status quo is widely believed to be problematic, but how exactly to fix the problem is far more contentious. The contributors to the ASA statement also wrote 20 independent, accompanying commentaries focusing on different aspects and prioritizing different solutions. Another large coalition of 72 methodologists recently proposed[4] a specific, simple move: lowering the routine *P* value threshold for claiming statistical significance from .05 to .005 for new discoveries. The proposal met with strong endorsement in some circles and concerns in others.

fully considered how low a *P* value should be for a research finding to have a sufficiently high chance of being true. For example, adoption of genome-wide significance thresholds ($P < 5 × 10^{-8}$) in population genomics has made discovered associations highly replicable and these associations also appear consistently when tested in new populations. The human genome is very complex, but the extent of multiplicity of significance testing involved is known, the analyses are systematic and transparent, and a requirement for $P < 5 × 10^{-8}$ can be cogently arrived at.

However, for most other types of biomedical research, the multiplicity involved is unclear and the analyses are nonsystematic and nontransparent. For most observational exploratory research that lacks preregistered protocols and analysis plans, it is unclear how many analyses were performed and what various analytic paths were explored. Hidden multiplicity, nonsystematic exploration, and selective reporting may affect even experimental research and randomized trials. Even

图 3.12

资料来源：John P.A. Ioannidis.The Proposal to Lower *p*-Value Thresholds to.005. JAMA. 2018, 319(14):1429-1430.

对于捉襟见肘的研究团队可能就只能看着自己的科学构想停留在设想阶段了。要是再遇见个罕见疾病，要多久才能收集到足够的病例来阐明问题呢？

更重要的是，既然我们已经意识到问题源于误解和误用，那不去解决这些根本问题，反而提出对"无辜"的 p 值本身下手来作为"权衡之策"，这真的合适吗？

那么，p 值究竟是什么呢？

以组间差别的 t 检验为例：假如我们要验证一种新的治疗方法是否有效，这种治疗方法不同于传统的治疗方法（见图 3.13），此时，p 值是指在假设两个样本来自同一总体的前提下，通过随机抽样获得研究中具有差异的两个样本，或者获得比他们差异更大的抽样结果的总可能性。

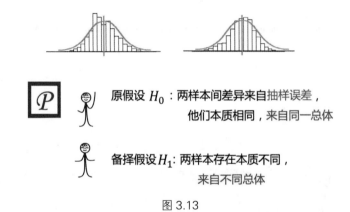

图 3.13

不过，面对一个数值，虽然它很直观，但是我们仍然需要一个标准来作出判断。到底 p 值要小到多少，我们才能认为这种可能性足够小呢？目前我们通用的标准是 0.05，即当 $p < 0.05$ 时，我们就认为因抽样误差导致出现这种情况的可能性足够小，于是拒绝原假设，接受备择假设，认为两种治疗方法的疗效存在显著差异。

在这里，0.05 是我们能够接受假阳性的水准。因为两者的差异仍有微小的可能来自抽样误差，但这个可能性已经小到我们可以接受的水平。

所以 p 值本来是个介于 0—1 之间的数值，但是为了作出明确判断，我们赋予了它一个界值。

其实类似的情况很常见，比如为了判断谁是超重或肥胖人群，我们也需要给 BMI 找一个界值（BMI > 24 为超重，BMI > 28 为肥胖）。只不过 p 值的界值更加"瞩目"，因为它似乎和研究的成败联系在一起。

没有人会因为 BMI 是否达到肥胖标准而苦恼不已。（见图 3.14）

但 $p = 0.049$ 和 $p = 0.051$ 的微小差异却经常导致截然不同的结论。（见图 3.15）

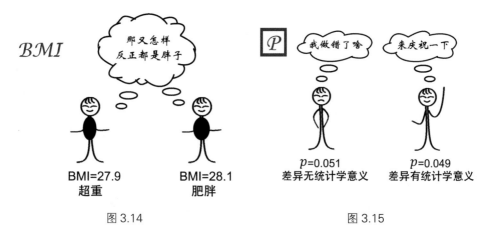

图 3.14   图 3.15

上一节的讨论中，我们了解到了 $p > 0.05$ 的结果尚无法支持任何结论，而且各位大概也听说过发表偏倚吧，阳性结果更容易被接受和发表。

渐渐地，我们似乎不再介意 p 值本来的含义，取而代之的是我们更关注它是不是能够小于 0.05。

正像很久以前，科学研究的成果没有公共渠道发布，学术大咖们互相写封信就算公布了。为了有个方便对公众发布的渠道，就有了学术期刊，以方便分享成果。但渐渐地，能否被期刊认可、发表，成为了衡量研究成果的重要标准。杂志本身所承载的意义，已经远远超出了其创立时的初衷。

恰似"能力越大，责任越大"。

自从 1925 年 Ronald Fisher 提出 p 值并广泛应用以来，p 值同样也肩负着不可承受之重责。

为什么这么说呢？

其实临床研究是一个连续的过程，其中统计分析与结果解读仅仅是诸多环节中的一环。验证科学命题时，我们对其科学性的考量是从研究设计阶段就开始了。在设计研究的过程中，我们会遇到各种可能影响研究结果偏离真实情况的障碍，比如信息偏倚、选择偏倚、混杂偏倚等等。一旦信息的获取偏离了实际情况，即便我们将假阳性水准设定得再低，也难以保证结果的可靠性。此外，研究执行过程的严谨性、数据的准确性、统计模型选择的合理性都影响着研究的质量与科学性。只是这一切似乎都将通过 p 值表现出来并接受大家关注的目光。

由此，单纯降低检验水准以获得对假阳性结果控制的设想如同——

"扬汤止沸 + 火上浇油"

这种做法既无法彻底解决问题，又可能引发新的问题，并没有对提高研究质量做出实质贡献。

而且随着检验水准的降低，有可能增加假阴性的结果比例。比如下面如图 3.16 和图 3.17 所示的两种情况。

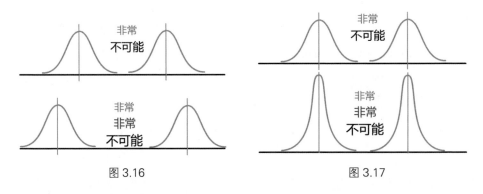

图 3.16　　　　　　　　　　　图 3.17

如果降低检验水准，很多如上图所示的"非常不可能"的结果就会变成"还不能确定"。

如果以上所呈现的平均水平差异具有代表性、真实性且具有临床意义，那么想要获得统计学上的验证就需要更大的样本量。这意味着需要投入更多的人力、经费，并可能导致研究结论的延迟获得。

另一方面，从方法学的角度看，自然科学在认识世界的过程中，往往需要首先对实际问题进行合理的简化以揭示基本规律，进而不断地丰富和发展以更好地逼近真实情况。在统计学的发展中同样如此，首先需要从随机化过程以及相应的多种分布特征出发来认识最基本的统计学规律并不断前进。至今随机模拟仍然是我们了解统计规律的重要手段。

然而面对现实统计问题时我们发现——理论分明而骨干；现实繁复而丰满。

将基于理想假设构建的方法应用于解决实际问题的时候，一定会遇到意想不到的挑战。

例如，将血液视为不可压缩的无粘滞的牛顿流体，忽略流变学特征分析冠脉血流，那么分析结果的偏差可想而知。时至今日，血液流变学特征仍然吸引着大量学者不断探索和前进。

如同统计分析中，大量分析都是建立在特定的数据分布以及获取随机样本的基础上的，然而，实际情况中的数据往往没那么理想。

下面的直方图展示了超过十万条数据的年龄分布特征，通过假设检验，我们发现这些数据来自正态分布的可能性很小。（见图 3.18）

此外，随机抽样这一理想化的方法在实际情境中几乎也是无法实施的。

再如临床中常用的回归分析，大多数情况下只能利用统计学方法帮助我们了解临床信息间变化的共同趋势，而不能通过数学模型对临床特征给予精准表达。（见图 3.19）

所以我们更愿意把统计分析看作我们了解世界的助手，而不是唯一的"法宝"。

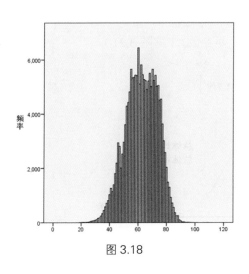

图 3.18

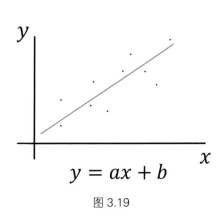

$$y = ax + b$$

图 3.19

尽管我们在研究过程中始终秉持严谨的态度，遵循设计原则，以尽力获取反映真实情况的信息，但我们也深知，对自然规律的探索永无止境。这也正是科学的魅力，让我们不断在探索和发现的路上前行。

综上所述，客观的评判研究结果应该从评价整个研究过程的严谨性及科学性入手，在关注统计学结果的同时，更要注重评价结果的临床意义，并得出最终结论。

无论如何，统计学假设检验借助相应的统计分布，可以帮助我们在一定程度上认识数据特征，了解科学规律。只是它常常被误解并且一直默默地"承受"着这一切。

在此，我们用手绘的花盆并栽种花生，以此绿化办公环境，并送上我们对研究者的祝福。（见图 3.20）

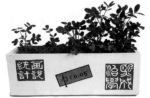

图 3.20

3.1.2 区间估计

3.1.2.1 可信区间估计：帮你雾里看花认识世界

可信区间（confidence interval，CI），在统计学分析中被广泛应用。在研究结果的报告中，也经常可以看到可信区间的身影。为什么要做可信区间估计？它能告诉我们什么？接下来，我们将通过探讨平均值的区间估计，来阐释可信区间的含义。

平均值与标准差是描绘正态分布的重要参数。（见图 3.21）

$$f(x) = \frac{1}{\sqrt{2\pi}\sigma} \text{Exp}\left[-\frac{1}{2\sigma^2}(x-\mu)^2\right]$$

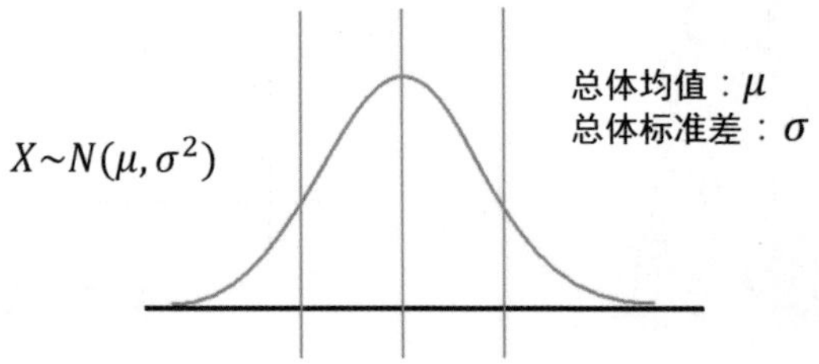

$X \sim N(\mu, \sigma^2)$

总体均值：μ
总体标准差：σ

图 3.21

然而，在实际情况中，我们往往没有可能去直接认识这个"传说"中的"总体"，而只能通过抽样研究，依靠样本来间接认识"总体"。（见图 3.22）

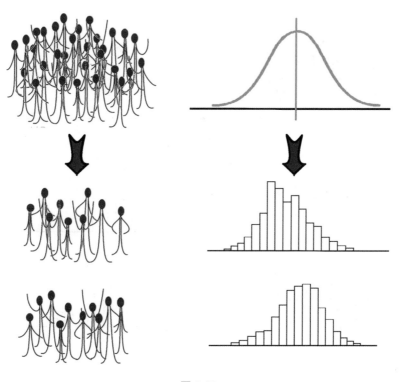

图 3.22

如图 3.23 所示，我们通过样本的平均值与标准差间接地了解"总体"的特征。

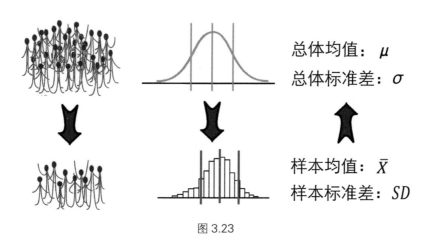

总体均值：μ
总体标准差：σ

样本均值：$\bar{X}$
样本标准差：SD

图 3.23

但在抽样过程中，抽样误差是无法避免的。虽然样本均值可以作为总体均值的一个"相对准确"的代表，但这显然不够全面。（见图 3.24）

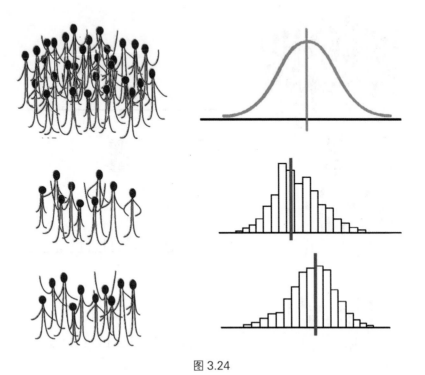

图 3.24

那么，如何更精准地描述误差的特征呢？让我们先来看看样本均值和总体之间的关系吧。

假定我们对同一个总体进行了三种不同样本量（1，10 和 100）的抽样（见图 3.25）。

于是可见：每一次抽样的均值都不会完全相同（见图 3.26）。

而且，当样本量增大时，样本平均值的离散程度会越小，也会更加接近总体平均值（见图 3.27）。

当我们"无限次"地重复抽样过程，就可以描绘出由样本均值构成的分布函数（见图 3.28）：

由此可见样本均值同样服从正态分布，且与其来源的总体具有相同的平均值，只是离散趋势会随着样本量的增大而逐渐缩小。这意味着，样本量越

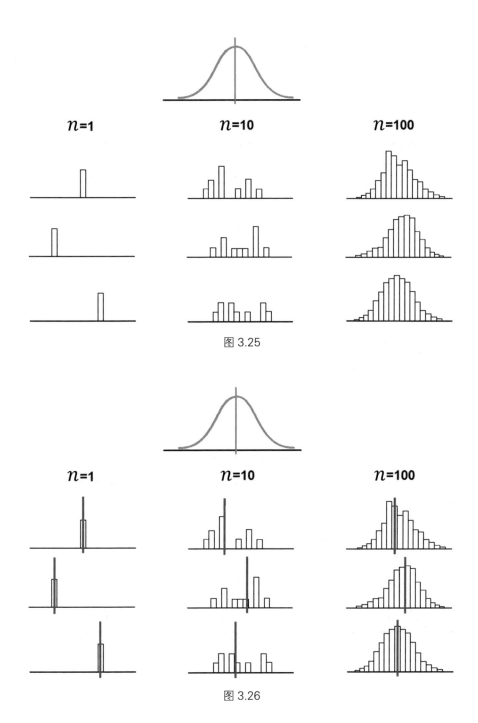

图 3.25

图 3.26

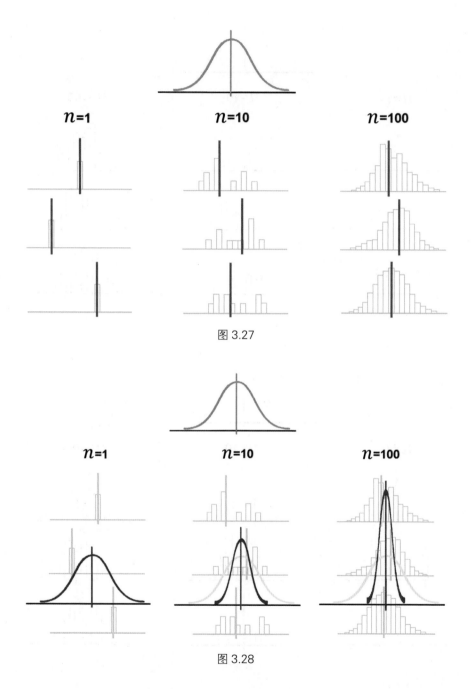

图 3.27

图 3.28

大，我们计算出的样本均值就越接近总体均值的真值。

总体分布的离散特征 – 标准差和样本均值分布的离散特征 – 标准误之间的关系如下图 3.29 所示。

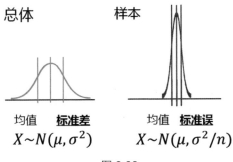

图 3.29

当我们通过一个样本来描述总体特征时，我们会用样本均值和标准差（SD）来描述样本特征；用样本均值和标准误（SE）来描述均值特征。在给定标准差的情况下，样本量越大，标准误就越小，均值的估算也就越准确。（见图 3.30）

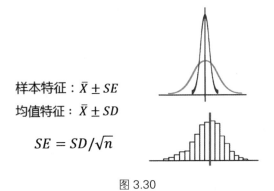

图 3.30

需要特别说明的是，图中给出的标准差和标准误之间的关系，是针对总体特征的描述。如果是采用样本参数，在计算时还要考虑自由度的问题，未免冗长，这里不做展开，我们理解其意义为要。

再次友情提示：不少同学在描述样本的时候，由于"嫌弃"过大的标准差，就改用标准误来对样本进行描述，殊不知这样一来，我们已经不是在描述样本特征，而是在描述均值特征了。

那么，可信区间到底是什么呢？这还要从正态分布的概率密度函数说起。

正态分布的概率密度函数曲线下的面积代表概率，总面积为 1，经过计算可知，在均值 ±1.96 倍标准差的区间内，其曲线下的面积为 0.95。也就是说数据落于这个区间外的概率仅有 0.05，是小概率事件。这就是我们计算 95% 可信区间的依据。（见图 3.31）

$$f(x) = \frac{1}{\sqrt{2\pi}\sigma}\mathrm{Exp}\left[-\frac{1}{2\sigma^2}(x-\mu)^2\right]$$

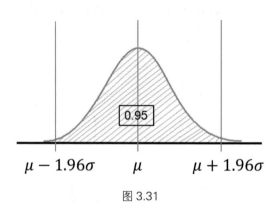

图 3.31

在我们对某个特定总体完成一次抽样时，我们会使用获得的样本均值来估算总体均值，这个样本均值被称为总体均值的点估计值。同时我们可以通过计算（均值 −1.96 标准误，均值 +1.96 标准误）来完成针对总体均值的可信区间估计。（见图 3.32）

从图中可见，来自样本的点估计值与总体均值较为接近，但并不重合。通过区间估计，我们可以看到样本的均值落于区间估计的范畴之内。

如果进行多次抽样，我们就会发现虽然每一次所获得样本均值都不相同，但通过区间估计，总体均值依然会落在相应的区间估计之内。（见图 3.33）

因此，区间估计的意义在于：虽然我们无法通过样本研究直接知道总体均值的真值，但借助区间估计可以推测真值会处于区间中的某个位置。

那么真值有没有可能落到区间之外呢？当然有可能，只是这样的情况比

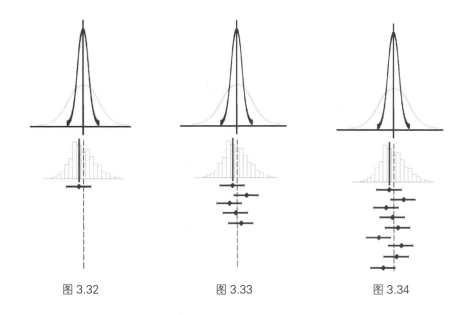

| 图 3.32 | 图 3.33 | 图 3.34 |

较少，仅有 5%，是可以接受的小概率事件。（见图 3.34）

所以，样本均值 95% 可信区间的含义在于：在特定条件的样本分析中，有 95% 的区间会包括总体均值的真值，而剩余 5% 则未能覆盖到真值。

3.1.2.2 狗狗与大树：一首帮你读懂可信区间的"小诗"

用狗狗和大树就能把可信区间解释清楚？（见图 3.35）

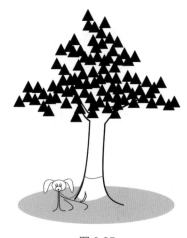

图 3.35

这太有趣了。曾经有一则关于可信区间的解释，相当生动而有趣，原文如图 3.36 所示。

One way to explain confidence intervals that might stick in students' heads is this. A dog is tied to a tree, and this dog's leash is three standard errors long. The dog likes the shade of the tree, and 68% of the time you'll find the dog within one standard error of the tree. 95% of the time the dog will be two standard errors from the tree and on rare occaisons, maybe when a cat comes by, the dog is 3 standard errors away. Now for some reason, the tree has become invisible and all you see is the dog. Where would you say the tree is? You'd be 95% confident it was within 2 standard errors of the dog, wouldn't you?

图 3.36

资料来源：http://inspire.stat.ucla.edu/unit_10/teaching_tips.php

内容如此丰富的一大篇，已经相当生动，但理解起来似乎还是有一定难度。同行友人建议我们：如能以图示之，也许更有帮助些。说得对呀，到了我们这里岂有不画图就放它走的道理，那么我们就开始吧！

中文被誉为世界上最简练的语言，我们首先将以上英语用更为精炼的中文重新表达，虽不完全精准，但已是"撮其要，记其事"了。现将我们创作的一首小诗呈现在下方，同时为其配备了图示和解说文字。希望通过这种方式，能更好地帮助大家理解"可信区间"这个概念。（见图 3.37）

小狗象征着样本特征，而大树则代表其背后的总体参数。我们通常无法

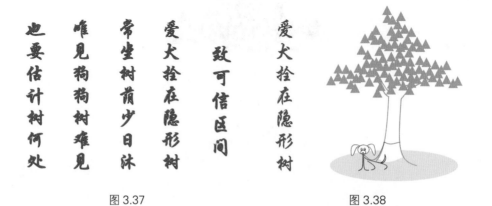

图 3.37　　　　　　　　　　　　图 3.38

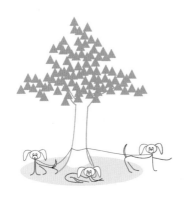

常坐树荫少日沐

图 3.39

唯见狗狗树难见

图 3.40

也要估计树何处

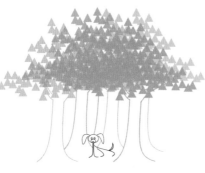

图 3.41

直接了解总体，只能通过可见的样本进行观察，因此大树就像是隐身的。（见图3.38）

样本是从总体中抽取的，但由于抽样过程中存在误差，所以样本不会和总体所在的位置完全吻合。但由于"狗绳"（抽样方法和规则）的约束，样本仿佛被绳子拴在总体上一样，因此通常离总体不会太远，当然样本越接近总体其出现的概率也就越高。（见图3.39）

问题在于，实际研究中，我们无法直接见到总体这个隐形的大树，我们能看到的只是被拴在树上的"样本狗狗"。（见图3.40）

不过由于狗狗和大树并非彼此孤立，尚有"狗绳"相连接。于是，通过观察样本狗狗的特征，我们可以推断出总体特征可能出现的范围。这就是我们所说的区间估计。（见图3.41）

3.2.1 参数检验

3.2.1.1 t 检验：除了 $p < 0.05$，t 检验还做了什么？

——其实 t 检验和方差分析拥有同一个"灵魂"

学生时代，每一次上完统计课，"t 检验"都是在我心里留存时间最长的一个词。工作之后，每一次科研过程也总要算上几个 t 检验，才觉得"心里踏实"。很长一段时间"t 检验"和"$p < 0.05$"是统计学在我心中的印记，难以磨灭，但这也导致我很难再接受其他新的统计信息了。

多年后回顾过去，我惊讶地发现，自己过去只关注结果，并未弄明白这个大名鼎鼎的检验方法到底在干什么。这样一来，后面的统计学方法我怕是很难彻底搞明白了。

实际上，基于正态分布的诸多统计方法，如 t 检验、方差分析、协方差分析、线性回归等，其内在逻辑都是相通的，弄懂了 t 检验，再理解其他方法就不难了。在我看来这一步挺关键，因为只有真正理解了统计方法的原理，写结论的时候才能言辞精准，在统计结果和临床意义之间游刃有余。所以今天我们决定通过图表来详细解释：什么是假设检验，$p < 0.05$ 是如何得出的。我们以前也画过类似的图表，当时用的例子就是一直扎根在我心底的两独立样本 t 检验（见图 3.42）。

两独立样本 t 检验的目的在于分析两个样本是否来自不同的总体，是否存在本质上的不同。进行这样的分析很有必要，因为抽样过程中产生的抽样误差是不可避免的，即使从同一个总体完成两次独立的抽样，两个样本也几乎不可能完全一样。所以当两个样本摆在面前时，他们之间的差异是本质上

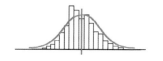 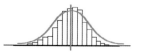

  原假设 H_0：两样本间差异来自抽样误差，

他们本质相同，来自同一总体

 备择假设 H_1：两样本存在本质不同，

来自不同总体

图 3.42

的不同吗？会不会是抽样误差带来的呢？这时 t 检验就有了用武之地。

　　启动一个 t 检验时，通常你会有一个心理预期，那就是希望验证他们的不同，因此我们就将原假设（H_0）设定为与我们预期的相反的情况，也就是假设差异来自抽样误差。而备择假设（H_1）则代表我们的预期，即认为这两组的差异是本质上的，他们来自不同的总体。然后就可以计算统计量求取 p 值了。如果得出 p 值小于 0.05，那么意味着差异具有统计学意义，我们会拒绝原假设并接受备择假设，认为二者差异来自抽样误差的可能性足够小，他们存在本质上的不同。在实际应用中，简要提及你的统计结果通常就足够了。不过，为了更深入理解和掌握后续的统计方法，理解 t 检验的统计思路是什么，才是至关重要的。

　　为避免画面繁复从而影响信息的传达，我们选择了有限的样本进行演示（每组仅包含 6 例作为示例，见图 3.43）。

　　首先，既然我们分析的起点（原假设）是假设这些样本是来自同一总体的两次不同抽样，那么他们在本质上应该是相同的，因此，我们不妨把他们放在一起视为一个样本。（见图 3.44）

　　计算出这个合并的样本的总平均值（见图 3.45）。当然，这里仍然使用的是示意图，因为实际上 12 个个案的数据是无法绘制成这样的直方图的。

　　接下来，我们将针对每一个个例求取他们相对于合并平均值的偏差。（见图 3.46）

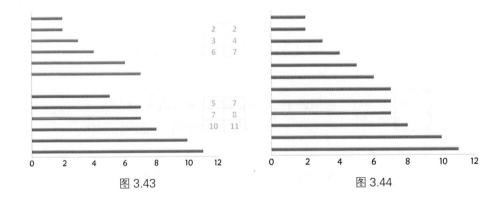

图 3.43　　　　　　　　　　　　　　图 3.44

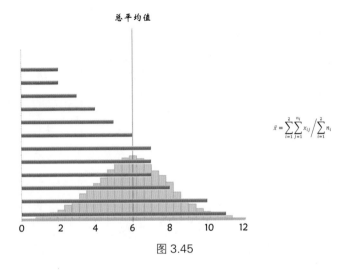

$$\bar{x} = \sum_{i=1}^{2}\sum_{j=1}^{n_i} x_{ij} \Big/ \sum_{i=1}^{2} n_i$$

图 3.45

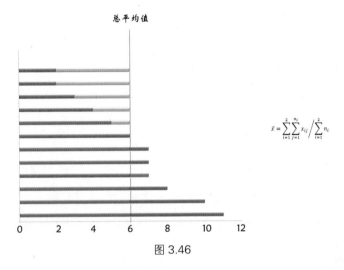

$$\bar{x} = \sum_{i=1}^{2}\sum_{j=1}^{n_i} x_{ij} \Big/ \sum_{i=1}^{2} n_i$$

图 3.46

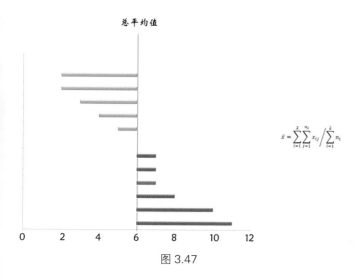

总平均值

$$\bar{x} = \sum_{i=1}^{2} \sum_{j=1}^{n_i} x_{ij} \Big/ \sum_{i=1}^{2} n_i$$

图 3.47

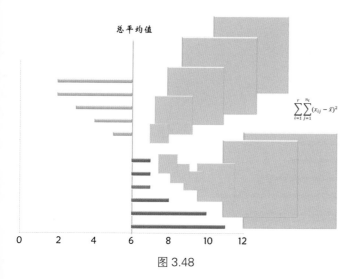

总平均值

$$\sum_{i=1}^{r} \sum_{j=1}^{n_i} (x_{ij} - \bar{x})^2$$

图 3.48

数据描述部分（章节2.2）曾提到过，在描述正态分布的样本时，必须明确说明其平均值和标准差。平均值反映了这组数据集中在什么水平上，标准差则揭示了"数据们"围绕这个中间点的离散程度。试想如果个体间没有差异，每个个体都相同，那自然也就不必进行抽样研究了，只要检测其中任何一个个体的特点，你就了解所有个体了。但恰恰是个体间的差异，构成了丰富的现实世界，所以假设检验的核心要义就在于了解偏差的总量，分析偏差的来源。

接下来就是如何评价偏差的总量（见图3.47）。

由于变异可能朝正方向或负方向发展，因此无法直接相加，否则一定会正负相抵。

所以我们采用平方的计算方法，去掉它们的方向（见图3.48）。

此时，我们已经能够计算每个个案相对于整体平均值的偏差平方和了（见图 3.49）。同时，由于这些个案分别来自两个不同的样本，我们自然也可以给每个样本计算平均值（见图 3.50，此处仍用直方图示意）。

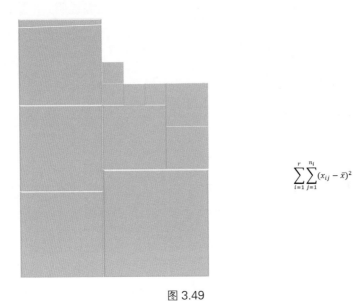

$$\sum_{i=1}^{r}\sum_{j=1}^{n_i}(x_{ij}-\bar{x})^2$$

图 3.49

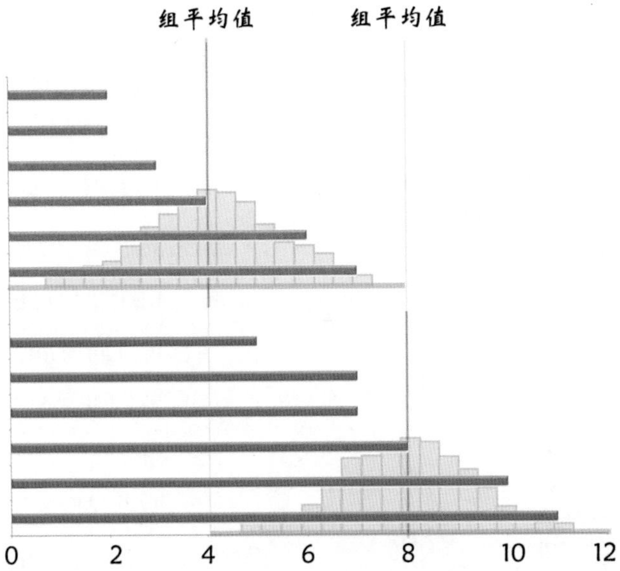

组平均值　　组平均值

$$\bar{x}_1 = \sum_{j=1}^{n_1} x_{1j}\Big/ n_1$$

$$\bar{x}_2 = \sum_{j=1}^{n_2} x_{2j}\Big/ n_2$$

0　2　4　6　8　10　12

图 3.50

接着，我们计算每个个案相对于其所在样本均值的偏差（见图 3.51）。

当然偏差仍然分为正负两个方向，直接相加彼此会抵消（见图 3.52），因此，我们依然需要计算偏差的平方（见图 3.53）。

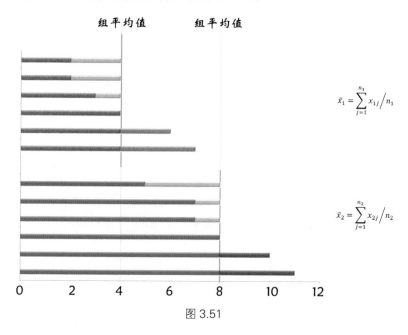

图 3.51

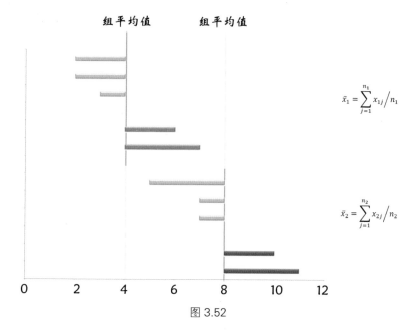

图 3.52

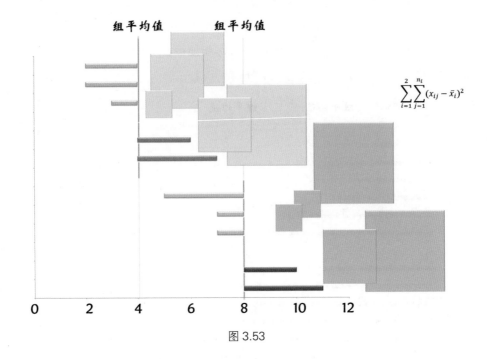

组平均值　　　组平均值

$$\sum_{i=1}^{2}\sum_{j=1}^{n_i}(x_{ij}-\bar{x}_i)^2$$

| 0 | 2 | 4 | 6 | 8 | 10 | 12 |

图 3.53

于是我们获得了来自每个样本组内部的偏差平方和（见图 3.54）。

此外，两个样本的平均值与总平均值之间也存在一定的差别（见图 3.55）。

所以对于每一个个案来说，其偏差有一部分是由分组带来的，这部分偏差被称为组间偏差。因此，我们需要计算这些组间偏差的平方（见图 3.56），进而得到组间的偏差平方和（见图 3.57）。

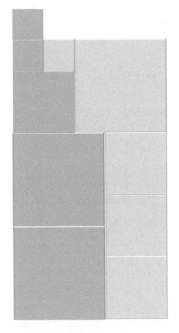

$$\sum_{i=1}^{2}\sum_{j=1}^{n_i}(x_{ij}-\bar{x}_i)^2$$

图 3.54

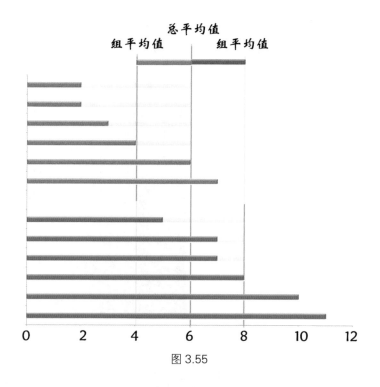

图 3.55

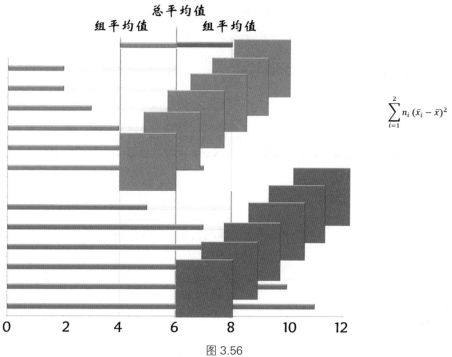

$$\sum_{i=1}^{2} n_i \left(\bar{x}_i - \bar{x}\right)^2$$

图 3.56

这样一来，每一个个案的总偏差都可以分解为来自各自样本组内的偏差和来自组间的偏差（见图3.58）。

我们自然可以证明总偏差平方和相当于组内平方和与组间平方和之和（见图3.59），但为了让大家更直观地理解，我们会通过图表来展示这一点（见图3.60）。

那么，分解组内偏差和组间偏差的意义又是什么呢？

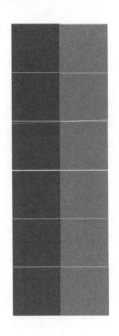

$$\sum_{i=1}^{2} n_i (\bar{x}_i - \bar{x})^2$$

图 3.57

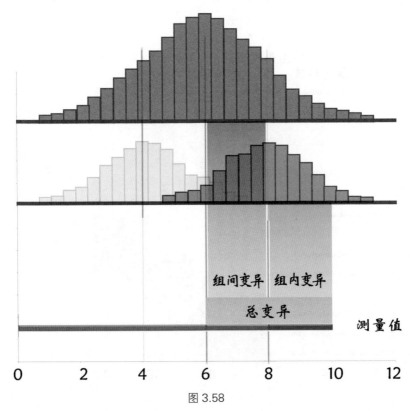

图 3.58

记

$$SS_{总} = \sum_{i=1}^{r}\sum_{j=1}^{n_i}(x_{ij} - \bar{x})^2$$

$$SS_{组内} = \sum_{i=1}^{r}\sum_{j=1}^{n_i}(x_{ij} - \bar{x}_i)^2$$

$$SS_{组间} = \sum_{i=1}^{r} n_i(\bar{x}_i - \bar{x})^2$$

$$\sum_{i=1}^{r}\sum_{j=1}^{n_i}(x_{ij} - \bar{x})^2 = \sum_{i=1}^{r}\sum_{j=1}^{n_i}(x_{ij} - \bar{x}_i + \bar{x}_i - \bar{x})^2$$

$$= \sum_{i=1}^{r}\sum_{j=1}^{n_i}(x_{ij} - \bar{x}_i)^2 + \sum_{i=1}^{r} n_i(\bar{x}_i - \bar{x})^2 + 2\sum_{i=1}^{r}\sum_{j=1}^{n_i}(x_{ij} - \bar{x}_i)(\bar{x}_i - \bar{x})$$

因为

$$\sum_{i=1}^{r}\sum_{j=1}^{n_i}(x_{ij} - \bar{x}_i)(\bar{x}_i - \bar{x}) = \sum_{i=1}^{r}(\bar{x}_i - \bar{x})\sum_{j=1}^{n_i}(x_{ij} - \bar{x}_i) = 0$$

$$\sum_{i=1}^{r}\sum_{j=1}^{n_i}(x_{ij} - \bar{x})^2 = \sum_{i=1}^{r}\sum_{j=1}^{n_i}(x_{ij} - \bar{x}_i)^2 + \sum_{i=1}^{r} n_i(\bar{x}_i - \bar{x})^2$$

$$SS_{总} = SS_{组间} + SS_{组内}$$

图 3.59

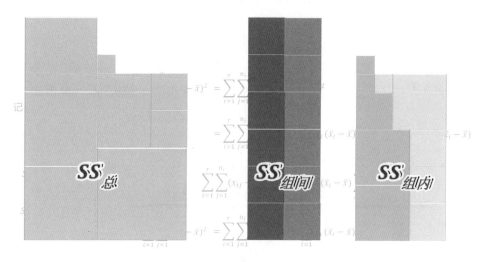

$$SS_{总} = SS_{组间} + SS_{组内}$$

图 3.60

在假设检验中，我们最初假设（原假设）两个样本都来自同一总体，即他们本质上是相同的。因此样本平均值都是对总体均值的点估计值。在这个前提下，我们期望总偏差中，由组内偏差解释的部分应该占比较大。（见图3.61）

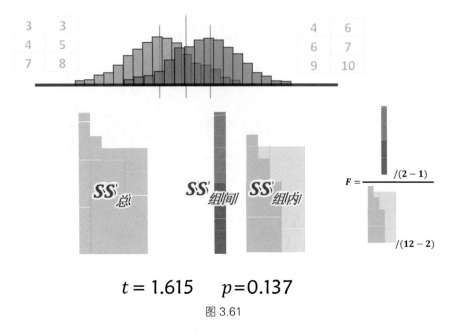

$$t = 1.615 \qquad p = 0.137$$

图 3.61

而相反的，如果组间变异解释了总变异的主要部分，那么很显然，我们也很难再坚持认为这两个差别如此巨大的样本是来自同一总体的了。（见图 3.62）

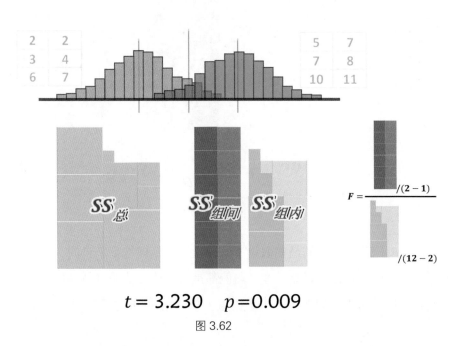

$$t = 3.230 \qquad p = 0.009$$

图 3.62

所以在 t 检验中，对组间特征的判断主要会受到组间平均值差异和个体间变异的影响。我们在前面关于理解 p 值的章节（章节 3.1.1）中，已经探讨过这两个影响因素，这里再简要回顾一下——

在其他条件不变的情况下，组间均值差异越大，p 值越小（见图 3.63）；

在其他条件不变的情况下，组内变异越小，p 值越小（见图 3.64）。

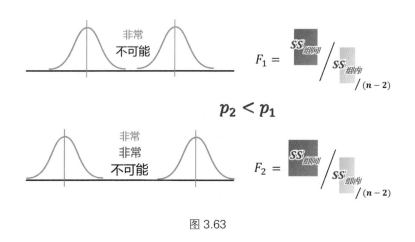

图 3.63

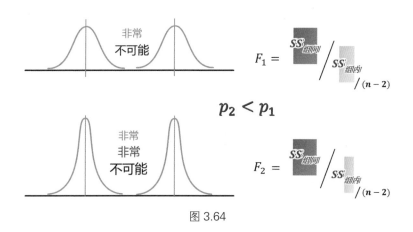

图 3.64

实际上，差异性检验的统计量总是基于组间变异和组内变异的对比关系来设计的（见图 3.65）。

我们可以把两个独立样本的 t 检验视为单因素方差分析的一种特殊情况，即只有两个组的方差分析（见图 3.66）。

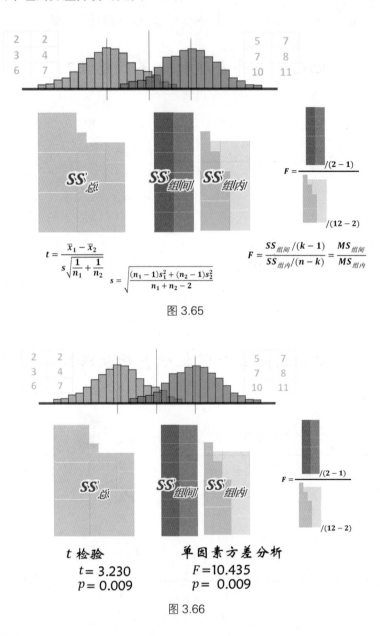

图 3.65

图 3.66

而且，我们可以证明，在进行两个样本的差异性检验时，采用 t 检验方法得到的 t 统计量值，其平方值与采用单因素方差分析方法获得的 F 统计量值是相等的，并且它们的 p 值也是相同的。这些足以说明它们拥有相同的"灵魂"。

3.2.1.2 多重比较：三组间逐对进行 t 检验不行吗？

t 检验是我们最熟悉的差异性检验方法。当我们需要检验两个正态分布的样本之间是否存在差异时，t 检验通常是我们的首选。不过，在实际研究中，很多时候参与比较的组都是两个以上，那应该如何处理呢？

一个最自然的想法——"t 检验两两来过"不就行啦！

这样做真的可以吗？好像记得那个叫作单因素方差分析的方法，就是针对多个正态样本之间进行差异性检验的方法。但如果我的研究目的就是验证每一对比较组之间的差异，是否还需要采用这种看似"舍近求远"的方法呢？

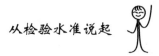

从检验水准说起

在假设检验章节（3.1.1）中，我们了解到所有的统计学假设检验都是基于先做假设再做检验的原则，将要验证的预期的对立面作为原假设，而将预期本身作为备择假设。例如，在两独立样本的 t 检验中，如果我们想要验证两个样本的平均水平是否不同，我们可以进行这样的假设——

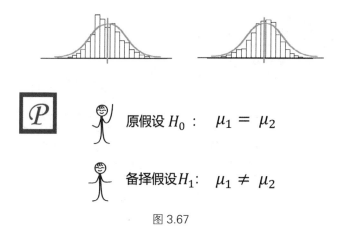

原假设 H_0：$\mu_1 = \mu_2$

备择假设 H_1：$\mu_1 \neq \mu_2$

图 3.67

注：本文中的直方图都是模式图

备择假设：两样本来自不同的总体，存在本质上的差异，即他们的总体平均值不同（$\mu_1 \neq \mu_2$）；

原假设：两样本是来自同一总体的两个抽样，即他们背后的总体均值是相同的（$\mu_1 = \mu_2$），样本所体现的差异仅为抽样误差所致（见图3.67）。

p 值、小概率事件

那 p 值是什么呢？我们可以理解为衡量两个样本之间的差异仅由抽样误差引起的可能性（概率），当这种可能性足够小的时候我们就拒绝原假设接受备择假设，认为两个样本来自不同总体，存在本质上的不同。

那怎样才叫"足够小"呢？

在一次独立的检验过程中，如果某个事件发生的概率低于0.05，则被称为小概率事件。所以在 t 检验中，当 $p < 0.05$ 时，我们就认为两样本差异来自抽样误差的可能性足够小了。于是拒绝原假设，接受备择假设，认为两样本来自不同总体，其差异是本质上的。

同时需要注意的是，虽然可能性已经足够小，但并非完全没有可能。（见图3.68）

所以，当我们做出拒绝原假设的决定时，其实是承担了一定风险的。这个

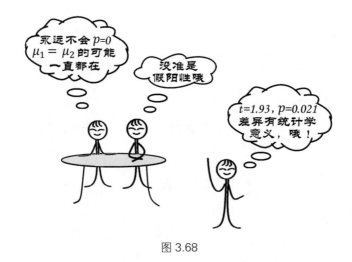

图 3.68

风险有多大呢？p 值告诉了我们这一点，即两样本之间的差异仅是由抽样误差引起的那一点点的可能性。

检验水准、Ⅰ类错误、Ⅰ类错误膨胀

由此可见，即使我们拒绝了原假设并验证了研究预期，我们的决断仍有可能是错误（假阳性）的，这个错误叫作Ⅰ类错误（很显然，有Ⅰ类错误就一定还有Ⅱ类错误，这一点我们将在章节 4.2.2 中详细讨论）。

对于这类错误的可能性，当然要有严格的控制标准。通常，我们认为在一次独立的分析中，小概率事件是不太可能会发生的，因此，0.05 就成了我们可以接受的犯错误的可能性的阈值，这也是我们目前通用的检验水准，用字母 α 表示。关于检验水准的更多讨论，请参考章节 3.1.1。

不过，这里需要强调的是：这个检验水准，或者说我们可容忍的Ⅰ类错误的规模，是针对一次独立的假设检验所设定的。如果针对同一主题连续进行多次假设检验，那么我们碰到"小概率事件"的机会就从一次偶遇转变为多次相遇，有了"多次"的支撑，这个本来足够小的偶遇机率就会增加。

这样一来，原本被认为足够稳妥的判断准则会变得过于宽松，从而导致出现假阳性结果的概率增加，这种情况我们称之为Ⅰ类错误膨胀。（见图 3.69）

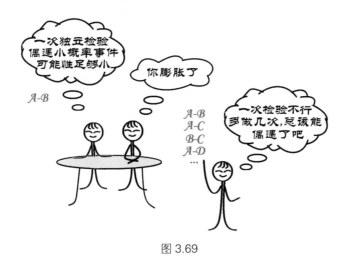

图 3.69

当我们进行多组间的差异性检验时，如果直接在原有的检验水准下进行多次两两比较，就可能导致 I 类错误膨胀。通过连续进行多次相关联的假设检验，我们在得出结论的时候更加容易得到假阳性结果，而且，比较的次数越多，"撞上假阳性结果"的可能性越大。（见图 3.70）

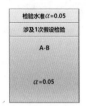

一次检验，偶遇假阳性是小概率事件
咱们多检验几次，机会就增加啦
积少成多，早晚能"偶遇"的吧

图 3.70

这肯定不能"坐视不管"，那么我们应该如何应对呢?

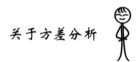

关于方差分析

方差分析及其两两比较是解决此类问题的有效分析方法之一。从确立检验水准的初衷来看，I 类错误是针对单次独立分析过程定义的。在进行多组间比较时，研究的最终结论将涵盖所有比较组的特征。因此，对于整个分析过程，首要分析策略和检验水准也应该与结论的范围相匹配。所以方差分析的检验假设分别为如图 3.71 所示的内容。

原假设：各比较组的总体均值相同（$\mu_1 = \mu_2 = \mu_3 = \cdots \mu_n$）；

备择假设：各比较组的总体均值（μ_1，μ_2，μ_3，$\cdots\mu_n$）不完全相同

这种方法的好处在于，验证的范围与结论范围是一致的，这是一次独立

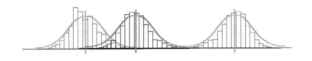

原假设 H_0 ： $\mu_1 = \mu_2 = \mu_3 = \cdots$

备择假设 H_1 ： $\mu_1, \mu_2, \mu_3 \cdots$ 不全相等

图 3.71

的检验过程，因此 I 类错误不会膨胀。当 $p > 0.05$ 的时候，我们认为还不能拒绝各组间差异是由抽样误差引起的假设。

当 $p < 0.05$ 时，我们认为各比较组的平均水平不完全相同。但此时，我们还未分析他们两两之间的相对关系，所以需要进一步的两两比较来说明他们之间的具体特征关系。但在两两比较过程中，由于涉及多个样本间针对同一研究目标的多次假设检验（我们称之为多重比较），这时为了防止 I 类错误的膨胀，我们通常需要对检验水准做出相应的调整。

Bonferroni 校正

Bonferroni 方法是一种有效的调整策略。其主要原则是将预设的检验水准 α 平均分配到各次假设检验中。换句话说，如果我们要对研究结论进行多次假设检验，那么每次检验的检验水准就是 α 除以检验次数。（见图 3.72）

例如，我们有 A，B，C 三组数据需要进行方差分析，在两两比较中涉及 A–B、A–C、B–C 三次比较分析，因此在各次两两比较中检验水准调整为 $\alpha/3$（取 $\alpha = 0.05$，则两两比较中各次的检验水准为 $0.05/3 \approx 0.0167$），这意味着，当 $p < 0.0167$ 时，我们才认为差异具有统计学意义。通过这种方式，我们可以将各次两两比较的 I 类错误之和控制在预设的可接受水平内，从而避免了假阳性结果的增加。

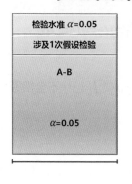

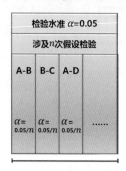

Bonferroni 方法：
对于一个分析目标，不管几次假设检验，
假阳性的机会都会严格控制，只给这么多，
多比几次没问题，这个机会大家分就好啦！

图 3.72

　　总之，方差分析的分析目标和统计学结论都是针对多个需要相互比较的样本。故而在假设检验中，我们的研究假设和检验水准都是针对所有参与比较的样本设定的。这种方法可以防止因比较组数量增加而更容易"碰到"阳性结果的情况。虽然在实际工作中，我们往往更关注两两比较的结果，即各组间两两之间的特征关系，但从方法学角度来看，方差分析得出的针对各组的检验结果具有更高的统计学地位。在结果报告中，应首先报告这部分结果，而两两比较则被称为事后分析（post hoc），处于从属地位。此外，只有当方差分析的结果显示差异具有统计学意义时，我们才需要进一步进行两两比较。如果方差法分析未拒绝原假设，则不再进行两两比较。这也是由方差分析检验策略所决定的。

　　那么方差分析具体是如何进行的呢？我们将在下一节通过画图表的方式详细讲解。

3.2.1.3　单因素方差分析：它怎么和 t 检验相同又不同？

　　"方差分析"这个词在我大学期间第一次学习统计学的时候，就觉得无比高深。究其原因，是因为我在学完 t 检验之后就对统计学产生畏惧心理了。

　　然而，无论是 t 检验、方差分析还是协方差分析乃至线性回归，它们的核心都在于对变异的分解。如果我们能以平和的心态去接纳和理解，就会发现这些统计方法其实也是可以做朋友的。

在本章节第1部分"t检验"中，我们已经画过t检验了，它是处理变异分解问题中最简单的场景：仅涉及两个组的比较分析。而当我们进入单因素方差分析时，基本的比较思路并未改变，只是参与比较的组增加到了两个以上。

这些统计方法的根本工作机制都在于对总变异的分解（见图 3.73），以及组内变异与组间变异的比较。（见图 3.74）

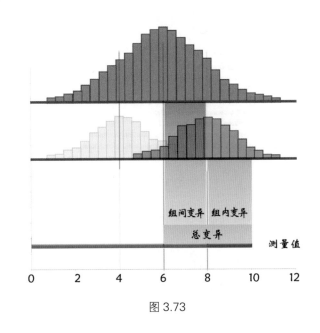

图 3.73

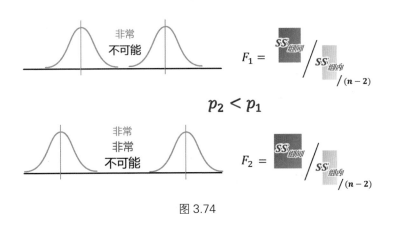

图 3.74

下面咱们就来看看单因素方差分析的工作方式。画图不易，咱们就画三个组吧，道理都是一样的。（见图 3.75）

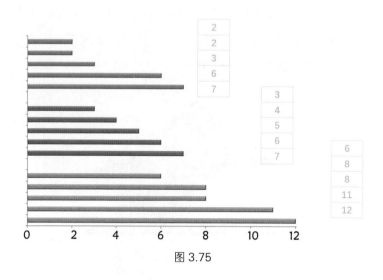

图 3.75

首先来看方差分析的研究假设。（见图 3.76）

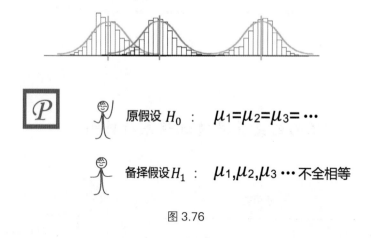

原假设 H_0：　　$\mu_1 = \mu_2 = \mu_3 = \cdots$

备择假设 H_1：　　$\mu_1, \mu_2, \mu_3 \cdots$ 不全相等

图 3.76

与所有假设检验一样，假设检验必须具备清晰的验证预期。当我们启动差异性检验时，我们的预期一定是想要验证各组之间存在的不同。这个要验证的预期一定要置于备择假设中。在单因素方差分析中，这个要验证的预期就是备择假设 H_1：各组的平均值并非全部相同。相应地，原假设 H_0 则作为验证预期的对立观点，即各组平均值均相同，意味着参与比较的样本均源自

同一总体。假设检验的出发点便是这个原假设。

接下来，整个分析过程和我们已经熟悉的 *t* 检验都是同一个节奏：

第一步，计算所有样本合并的总平均值。既然原假设认为所有样本都来自同一个总体，那么将他们视为一个整体样本自然也是合理的（见图 3.77）。

接着，我们计算每一个个体相对于总平均值的差值以及这些差值的平方（见图 3.78）。

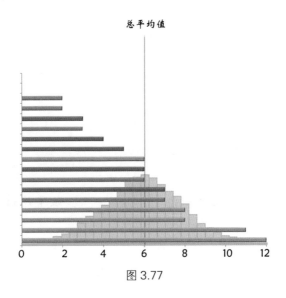

图 3.77

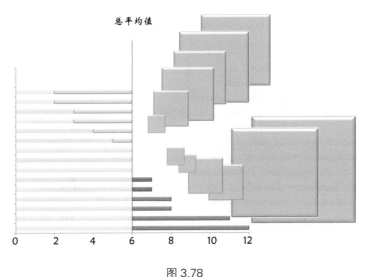

图 3.78

为什么要用平方？依然是为了避免正负方向对差值求和的干扰。我们将这个差值平方后（就叫方差好了，这名字是不是很贴切）再求和，于是就获得了总离差平方和（$SS_{总}$），它表示的是研究中所有个体的偏差总量（见图3.79）。

第二步：分别计算各样本的平均值，（见图3.80）以及每一个个体与其所属样本平均值的差值和这些差值的平方（见图3.81）。

对这些平方差值求和，就得到了来自组内的离差平方和（$SS_{组内}$）（见图3.82）。

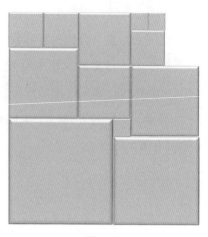

图 3.79

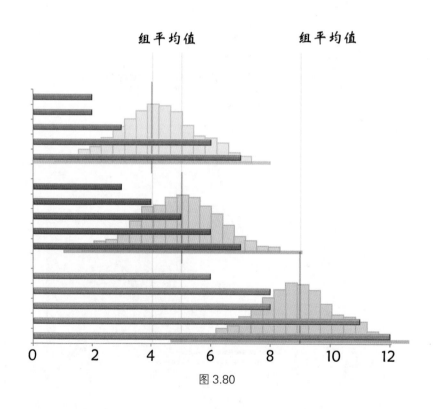

图 3.80

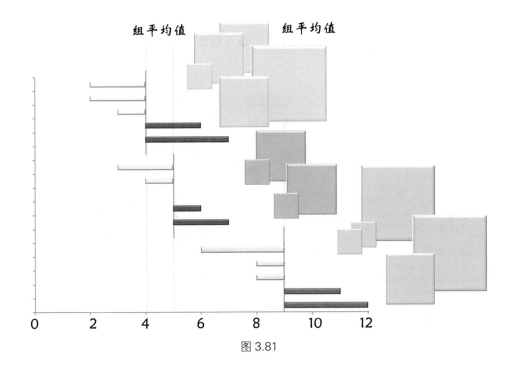

组平均值　　　　　　组平均值

图 3.81

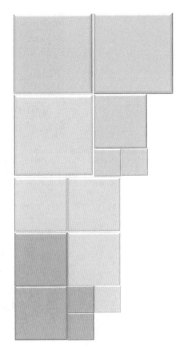

图 3.82

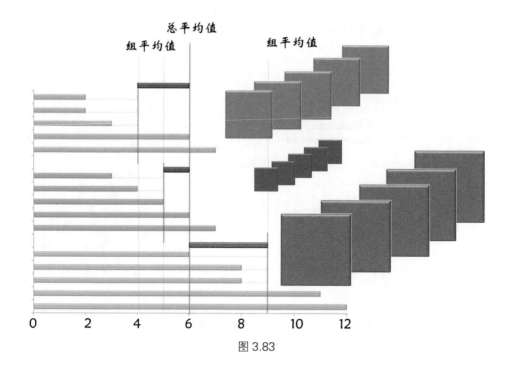

图 3.83

第三步：考虑到由分组本身带来的变异，也就是通过计算各样本平均值与总平均值的差值（见图3.83）发现的，进而得到组间离差平方和（$SS_{组间}$）（见图3.84）。

我们可以更直观地通过画图来证明：总离差平方和（$SS_{总}$）实际上是由组间离差平方和（$SS_{组间}$）与组内离差平方和（$SS_{组内}$）构成的（见图3.85）。

画到这里，我们发现 t 检验与方差分析对于变异的分解和阐释，由于有着相似又互补的作用，所以看上去似乎已经"融为一体"啦。

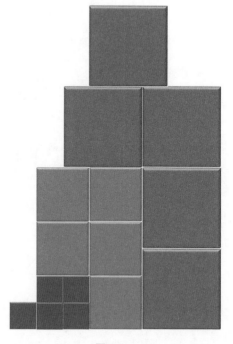

图 3.84

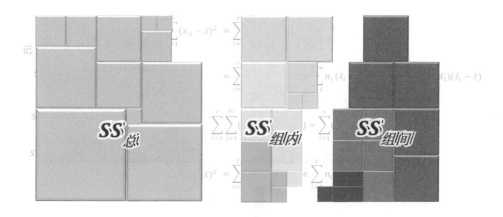

$$SS'_{总} = SS'_{组间} + SS'_{组内}$$

图 3.85

它们都是将研究数据中的总变异分解为由分组因素带来的组间变异和未被分组因素所解释的组内变异。（见图 3.86）

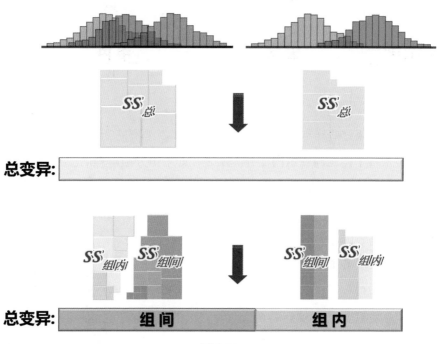

图 3.86

所以，无论有几个比较组，对变异来源的分析都是这一系列统计分析的核心思想。方差分析的统计量 F，被定义为组间离差平方和（$SS_{组间}$）与组内离差平方和（$SS_{组内}$）分别除以各自自由度后的比值，即组间均方（$MS_{组间}$）和组内均方（$MS_{组内}$）之比。（见图 3.87）

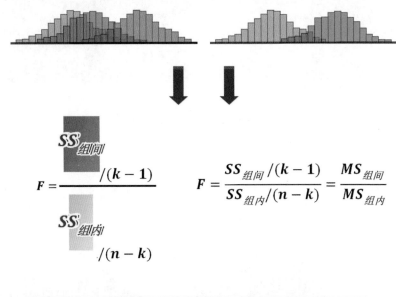

图 3.87

显然，如果这些样本来自同一个总体，那么组间的差异会相对较小，主要的变异将来自个体之间的组内变异。反之，如果由分组解释的变异占比越高，那么这些数据就越不可能来自同一个总体。这时，差异就具有了统计学意义。

这与我们在讲解 t 检验时针对两个比较组的情况所绘制的图示是一致的。（见图 3.88）

画到这里，我们可以清晰地看到，t 检验实际上就是方差分析的最简化形式，两者在本质上是"一回事"。它们之间的主要区别仅在于参与比较的样本组数量。正如我们前文提到的，这两种方法的比较思想是相通的。对于同一组数据，无论是采用 t 检验还是单因素方差分析，所得到的 p 值都是相同的。

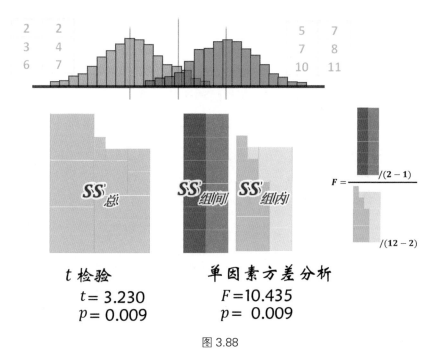

$$F = \frac{/(2-1)}{/(12-2)}$$

t 检验
t = 3.230
p = 0.009

单因素方差分析
F = 10.435
p = 0.009

图 3.88

更有趣的是，单因素方差分析中的统计量 F 刚好约等于 t 检验中 t 值的平方。

最后要说明的是，从方差分析的检验假设中，我们不难看出，不论是有两个组还是多个组，我们都是在研究某些要素（例如地理位置、治疗药物）在不同属性或水平（例如平原、高原、盆地地区；药物的不同剂量组）下，其分析指标（例如某生理参数；治疗效果）的平均值是否存在差异。此时，我们把这个研究的因素作为我们研究的目标，要获得的结论是这个研究因素处在不同水平的时候，对分析指标是否存在影响。因此，当我们拒绝原假设时，就意味着我们获得了"各比较组均值并不完全相同"的结论，即组间存在差异，这个研究因素对分析指标有影响。但此时我们并不知道，当存在多个比较组时，这种方法并不能告诉我们哪两个组之间存在差异。但在实际工作中，我们往往更关心的是各组间的相对关系，这就需要我们进一步完成两两组间比较加以验证。

到这里为止，方差的故事还远没有结束，例如，当我们需要同时研究多个因素的作用时，情况又会是怎样的呢？下一节，我们就来看看双因素方差分析的故事。

3.2.1.4 双因素方差分析：学会了单因素方差分析，双因素方差分析定能触类旁通

方差分解是一种既神奇又实用的分析思想。在前文中我们从大家"热爱"的 t 检验——这种只涉及两个比较组的特殊单因素方差分析——出发，了解到无论比较组的数量如何（见图 3.89），方差分析的基本思路都是先求出总平均值（见图 3.90）。

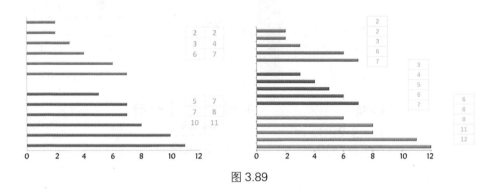

图 3.89

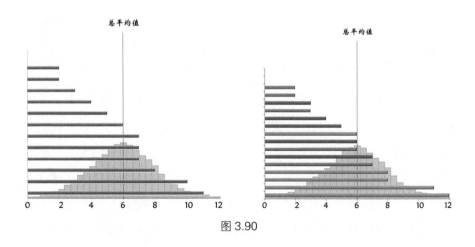

图 3.90

接着，计算每个观察值相对于总平均的变异再做平方（见图 3.91）。

这些平方变异的总和就构成了总方差（也称离差平方和，即 $SS_{总}$，见图 3.92）。

之后，我们采用同样的方法获取各组的平均值（见图 3.93），以及各观测值与各自组平均值的变异平方（见图 3.94）。

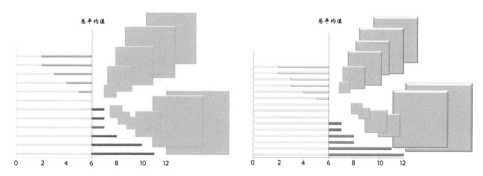

图 3.91

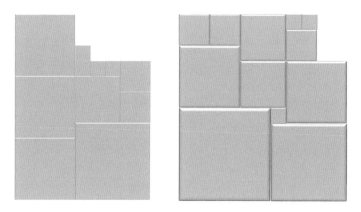

图 3.92

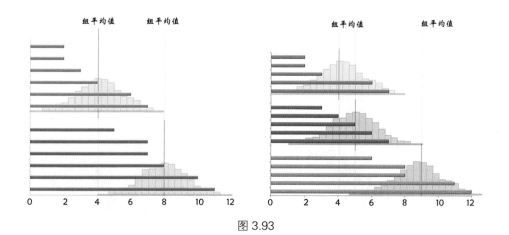

图 3.93

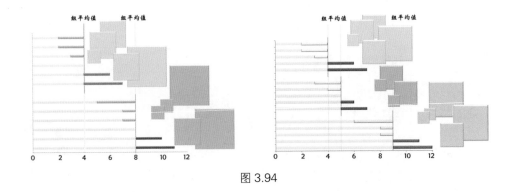

图 3.94

这样，我们就能求得组内变异平方和，即 $SS_{组内}$（见图 3.95），以及各组平均值与总平均值的变异平方和（见图 3.96），即 $SS_{组间}$（见图 3.97）。重要的是，这些平方和之间总满足一个关系：$SS_{总} = SS_{组内} + SS_{组间}$（见图 3.98）。

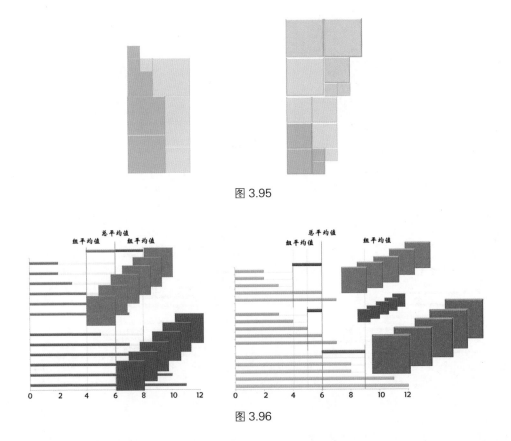

图 3.95

图 3.96

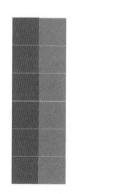
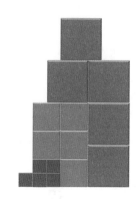

图 3.97

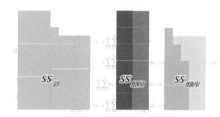
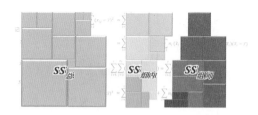

$$SS_{总} = SS_{组间} + SS_{组内}$$

图 3.98

换句话说，从变异分解的角度来看，方差分析主要探讨的是变异的来源问题。很显然，完成以上的差异性检验时，我们期待验证的目标都是当研究因素处在不同水平的时候（如不同性别分组、不同药物剂量治疗组等），我们关心的测量指标（如身高、血压、血压下降幅度等）是否存在差异（见图 3.99）。

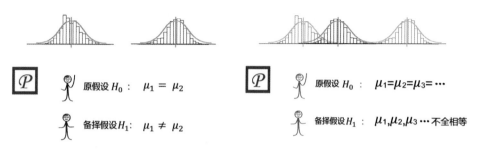

图 3.99

总变异（$SS_{总}$）可以被分解为两部分：一部分是由分组因素水平间的差异所解释的变异（$SS_{组间}$，分组因素），另一部分是未被分组因素解释的变异（$SS_{组内}$，误差）。（见图 3.100）

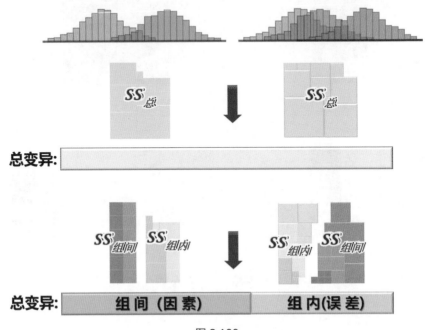

图 3.100

在此基础上，我们通过比较组间与组内变异"比例"来构建统计量，并计算出 p 值。

如果总变异中被分组因素解释的比例较高，那么分组的贡献就越大，组间的差异也就更加"显而易见"。（见图 3.101）

于是问题来了，如果在研究中，我们所关注的影响结果的因素不止一个，该怎么办？还能分析吗？

必须能，在应用领域中，科学理论的发展永远是以应用需求为导向，确保其实用性和科学性。

下面以两个因素为例，我们边画边讨论本节的主题——双因素方差分析。

假设我们正在研究两种不同的营养液（A 和 B）对神经细胞生长的影响。根据这两种营养液的使用情况，我们分成了四个研究组：

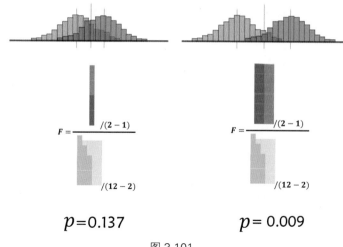

$p=0.137$ $p=0.009$

图 3.101

第一组（A–B–）：不使用任何营养液

第二组（A+B–）：仅使用营养液 A

第三组（A–B+）：仅使用营养液 B

第四组（A+B+）：同时使用营养液 A 和 B

根据这一研究设计，我们得到了关于治疗有效性的结果，并已用图表所示（见图 3.102）。

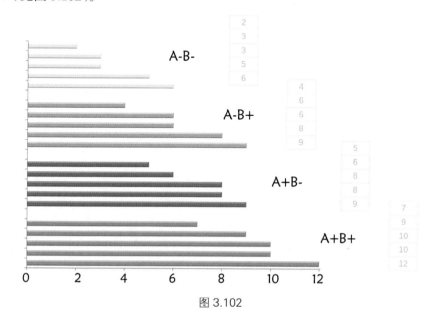

图 3.102

首先，我们需要计算总平均值，以了解总变异的情况（见示意直方图 3.103）。接着，我们还要计算各组的平均值（见示意直方图 3.104）。

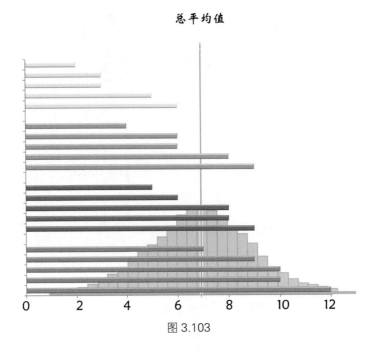

图 3.103

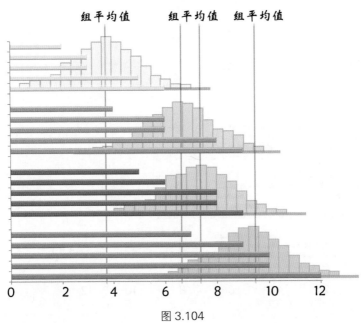

图 3.104

可是这样一来，不就是包含四个比较组的单因素方差分析吗（见图 3.105）？跟三个比较组的情况没有本质区别呀（见图 3.106）。

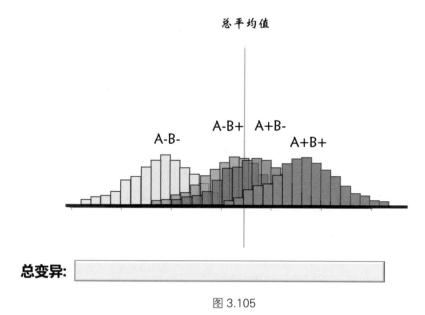

图 3.105

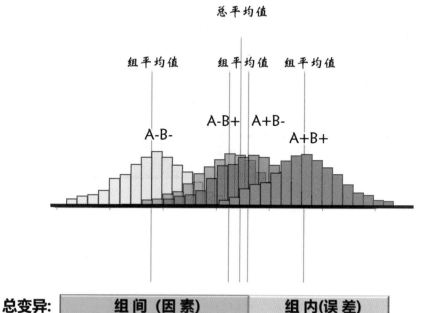

图 3.106

所以，其关键在于，数据分析是服务于研究目的的，而不是由数据的"样貌"决定分析方法。如果我们想了解的是两种药物的效果，而不是四种治疗组合之间的差异，那么简单地将他们视为四个平行的比较组进行分析其实就不恰当了。因为这样的单因素方差分析及接下来的两两组间比较只揭示了各组间的差异，却未能直接回答关于两个研究因素——营养液 A 和营养液 B 是否有促进生长作用的问题。

从四个组的整体视角来看，A、B 两种营养液实际上都包括了使用和未使用两种情况（我们也称之为 A 因素的两个水平与 B 因素的两个水平）。通过比较这两种情况，我们就可以看出这两种营养液的效果。或者说，当我们聚焦在 A 因素的时候，其实我们看到的是该因素的两个水平之间的对比。只不过在这两组比较中，都有一半使用了营养液 B，而另一半没有。对于 B 因素的分析，情况亦是如此。

那么，我们应该如何进行这种分析呢？

首先，我们需要在相同的"投影"关系下，给它们稍微变变队形。（见图 3.107）

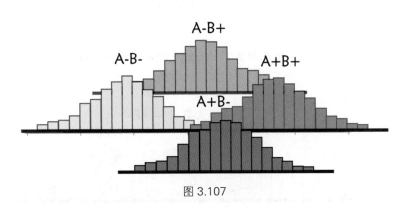

图 3.107

这样变形之后，我们终于把四个组与两种研究因素之间的关系给表现出来了——如果我们沿着右前 45 度的方向观察，就会看到针对 A 因素的两个水平（见图 3.108）。

虽然这两个水平中各有一半研究对象使用了营养液 B，但在呈现 A 因素的作用上，只要 A 所处的水平相同，这些研究对象的属性就是一致的。

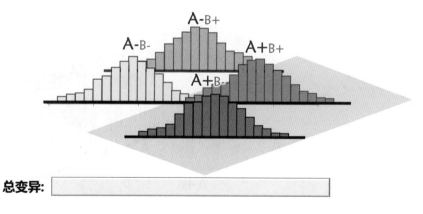

图 3.108

因此，在针对 A 因素的分析中，不管有没有使用营养液 B，只需根据 A 的使用情况，把他们合并成两个比较组进行分析（见图 3.109），就可以完成针对 A 因素的方差分解，从而能够了解在总变异中，有多少变异是由分组因素 A 带来的（$SS_{组间}$），而剩余的变异则是 A 因素不能解释的（$SS_{组内}$）（见图 3.110）。

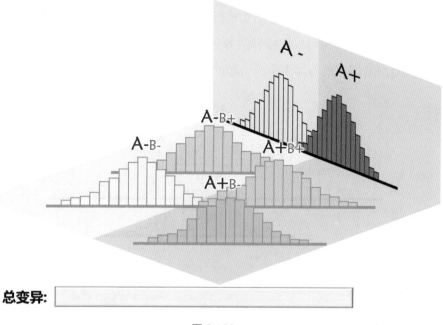

图 3.109

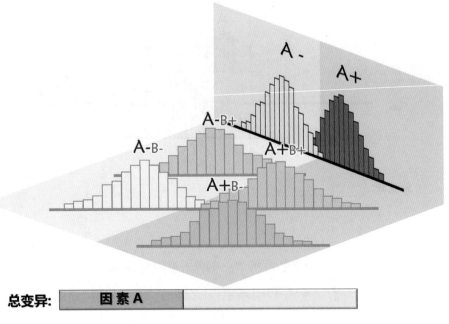

图 3.110

采用同样的方法，如果我们从左前方 45 度的角度观察（见图 3.111），就会看到 B 因素的两个水平（见图 3.112）。

同样地，我们也可以完成针对 B 因素的方差分解，以了解总变异中有多少变异是由 B 因素的不同水平所引起的（见图 3.113）。

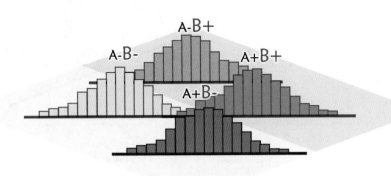

图 3.111

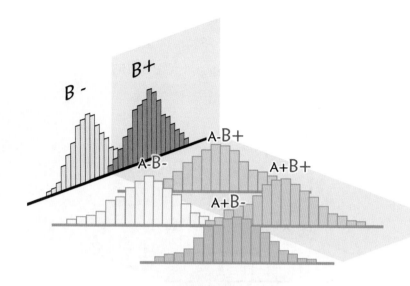

图 3.112

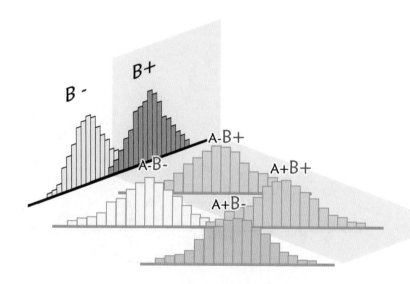

图 3.113

这样一来，总变异就被我们成功地分解成了由 A 因素带来的组间变异（$SS_{因素A}$）、由 B 因素带来的组间变异（$SS_{因素B}$）（见图 3.114），以及那些无法由这两个研究因素解释的剩余部分（$SS_{误差}$）（见图 3.115）。

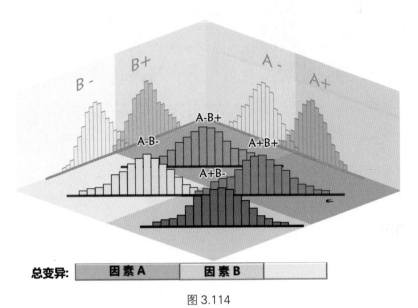

图 3.114

图 3.115

最后，我们基于分组因素解释的变异与剩余误差之间的比例关系来构建统计量，并计算出 p 值，从而完成检验。（见图 3.116）

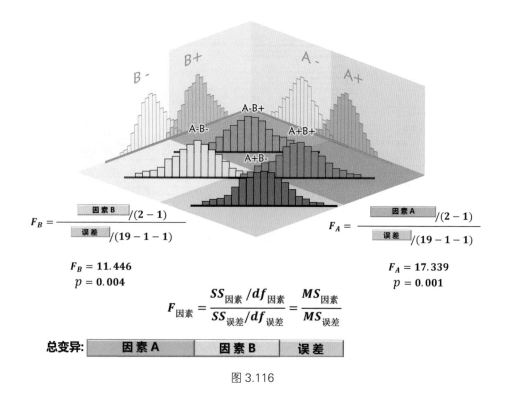

$$F_B = \frac{\boxed{\text{因素 B}}/(2-1)}{\boxed{\text{误差}}/(19-1-1)} \qquad F_A = \frac{\boxed{\text{因素 A}}/(2-1)}{\boxed{\text{误差}}/(19-1-1)}$$

$$F_B = 11.446 \qquad\qquad F_A = 17.339$$
$$p = 0.004 \qquad\qquad\quad p = 0.001$$

$$F_{\text{因素}} = \frac{SS_{\text{因素}}/df_{\text{因素}}}{SS_{\text{误差}}/df_{\text{误差}}} = \frac{MS_{\text{因素}}}{MS_{\text{误差}}}$$

总变异： | 因素 A | 因素 B | 误差

图 3.116

怎么样，这个过程真的是跟单因素方差分析"异曲同工"吧。

然而，我们的分析并未止步于此。

还有一个重要的思考需要分享给大家：

是不是所有包含两个研究因素的场景都必须进行双因素分析呢？答案其实并非一定。（见图 3.117）

我们要时刻铭记——

统计分析始终是为研究目的服务的。只有那些能够切实回答研究问题的方法，才是我们应当合理选择和应用的。

从双因素方差分析的初衷来看，它主要能够回答的问题是各个因素在不同水平间的差异，而不是四种治疗"组合"之间的区别。因此，当我们的研究目

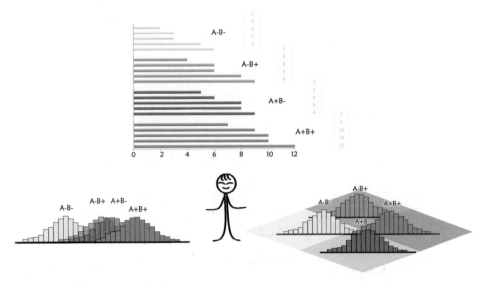

图 3.117

标是探究某两个因素对结果的影响时，双因素方差分析无疑是一个合理的选择。

从前图所示的分析策略来看，在针对 A 因素展开分析时，双因素方差分析会按照 A 因素所处的不同水平对原始分组进行合并（此时，B 因素的状态并不在考虑范围之内）。接着通过组间比较我们能够了解研究因素在各个水平间的差异，从而说明该因素对研究结果的影响，我们称这种影响为主效应。（见图 3.118）

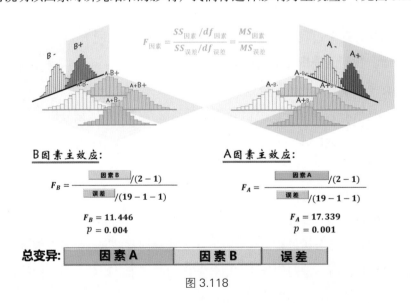

图 3.118

然而，在很多研究场景中，我们可能已对两个研究因素的作用有了初步的了解。此时，将它们结合起来的主要目的是寻找最佳组合强度，这个时候显然双因素方差的分析策略就并不适用了。相反，将不同的处理组合视为平行的比较组，并进行单因素方差分析可能更为合理。（见图 3.119）

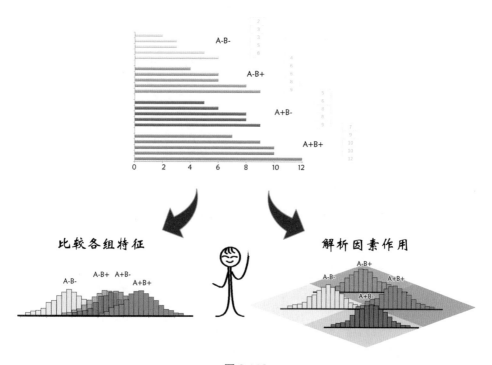

图 3.119

总之，当我们面对包含两个研究因素的效应强度分析（当然要满足参数检验条件），不应仅限于双因素方差分析这一种思路。选择将各处理组视为平行比较组的单因素方差分析，还是选择主要针对处理因素的双因素方差分析，应始终基于研究目标来做出重要决策。

故事还没有结束。大家可能听说过"析因设计"这个词，其中涉及一个名为"交互效应"的概念。

交互效应（将在 3.3.2 章节详述）指的是两种因素的作用相互依赖，即当它们同时作用时，其综合效果并非两种因素作用效果的简单叠加，如图 3.120 所示。

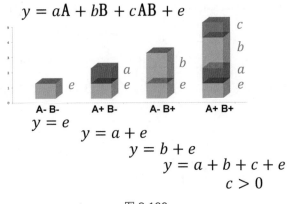

$$y = aA + bB + cAB + e$$

$$y = e$$
$$y = a + e$$
$$y = b + e$$
$$y = a + b + c + e$$
$$c > 0$$

图 3.120

其实从变异分解的角度来看，它仅仅是多了一个交互效应的维度。（见图3.121）

$$y_{ABK} = \mu + \alpha_A + \beta_B + \gamma_{AB} + e_{ABK}$$

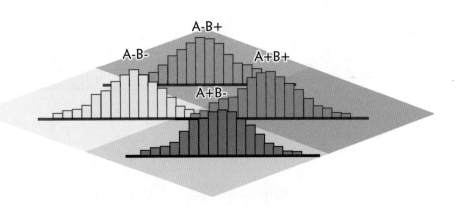

图 3.121

这里要提醒的是，当存在交互效应时，针对单个因素的主效应分析就失去了意义。交互效应可以简单理解为，当两种因素同时存在，会产生 $1+1 \neq 2$ 的效果。这意味着在 B 因素处于不同水平时，A 因素所展现的作用强度也会有所不同。在主效应分析中，无论 B 因素处于何种水平，我们都仅根据 A 因素的分组情况进行分析。这种方法仅在 A 因素的作用不受 B 因素水平影响，即它们相互独立时，才是合理的。然而，一旦出现交互效应，那么要想说明白 A 的作用，就需要先按照 B 的水平进行分层分析。这种效应分析也有专门的名字，叫作简单效应。（见图 3.122）

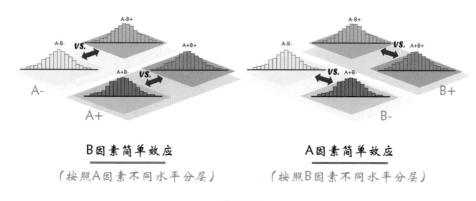

B因素简单效应
（按照A因素不同水平分层）

A因素简单效应
（按照B因素不同水平分层）

图 3.122

当涉及更多因素时，道理也是相同的。还请各位自行举一反三，三维之内，我们的绘画能力有限，因此无法进一步展示更复杂的情况。

3.2.2 秩和检验：非正态分布不要紧，至少可以比比名次

偏态分布的数据就不能用 t 检验来检验组间差异了吧？

在参数检验的章节中，我们探讨的差异性检验方法都是以正态分布为基础构建的。所以检验过程中，我们也离不开正态分布的两个关键参数：平均值和标准差。（见图 3.123）

那么，如果数据不服从正态分布，我们该怎么办呢？回想一下，在数据描述部分，我们就提到过，对于不服从正态分布的数据如果采用正态分布

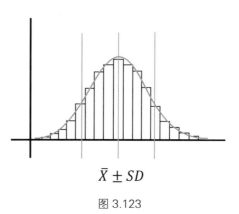

$$\bar{X} \pm SD$$

图 3.123

的参数来描述，一定会"词不达意"——无法准确表达数据的真实特征。（见图3.124）

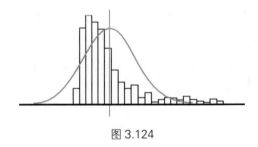

图 3.124

同样的道理也适用于假设检验。对于非正态数据，"坚持"采用基于正态分布构建的方法显然也是不恰当的。在这种情况下，我们通常会选择秩和检验来进行差异性分析。

秩和检验的核心思想是：既然不清楚数据的具体分布，那么就无法通过分布参数来了解数据的特征。（见图3.125）

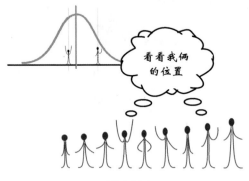

看看我俩的位置

图 3.125

但是，我们可以退而求其次，即使无法知道特定分布中数值之间的"相对位置"，但大小顺序总是清楚的。因此，我们可以用"名次"来进行比较。虽然这种方法可能略显"粗糙"。（见图3.126）

这个"名次"就是"秩"，"秩和"就是名次的总和。（见图3.127）

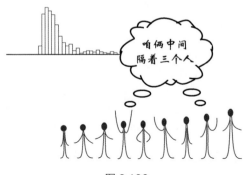

咱俩中间隔着三个人

图 3.126

所以秩和检验实际上是把数值转化为"名次"之后，再进行比较的方法。不得不佩服前辈统计学家们发挥聪明才智、开动脑筋解决问题的治学精神和能力。转化为秩之后，不管原来的分布是怎样的，数据的特征都被"归

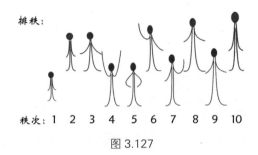

排秩：

秩次：1 2 3 4 5 6 7 8 9 10

图 3.127

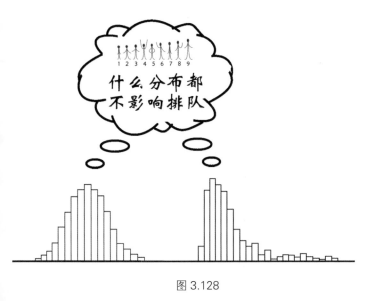

图 3.128

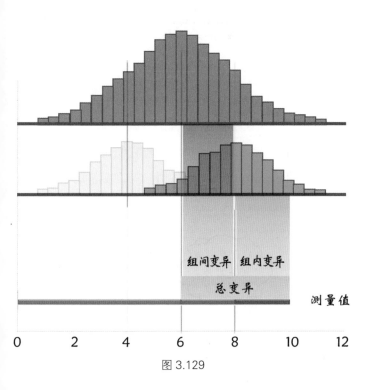

图 3.129

一化"了，只剩下大小的顺序信息。（见图3.128）

然而，这种方法会丢失数值之间的距离特征。因此，信息是有损失的。但尽管如此，有信息总比没有信息要好。

正因为这个特点，如果我们对服从正态分布的数据使用秩和检验进行分析，由于信息的损失，我们会发现秩和检验的敏感度不如参数检验。这是因为基于正态分布参数构建的参数检验方法（如 t 检验、方差分析等）能够充分利用正态分布的特性进行统计推断，所以在分析和洞察差异方面更为敏锐。（见图3.129）

因此，当数据服从正态分布时，我们首选基于正态分布构建的参数检验方法进行假设检验。然而，从比较的角度来看，秩和检验并不在乎数据是怎么分布的，正态分布的数据同样适用。所以，如果比较的样本中既有正态样本也有非正态样本，那么为了统一，我们就只能"委屈"服从正态分布的样本一起采用非参数方法进行检验啦。

在将数据转换为秩次之后，我们会以秩次作为研究变量来构建检验假设，以此推断组间位置的关系。

所以在非参数检验家族中，也包含了针对不同比较场景的分析方法。例如，针对两个样本或多个样本之间的比较，都有对应的检验方法。（见图3.130）

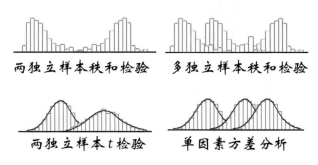

图 3.130

这就好像在参数检验中，我们提到过的两独立样本 t 检验和单因素方差分析的关系是一样的。

所以，只要变量可以排名，秩和检验就可以帮助我们比较它们的大小或高低（见图3.131）。所以，不仅仅是非正态的连续变量适用，等级变量的组间差异性检验也常采用秩和检验方法来完成。

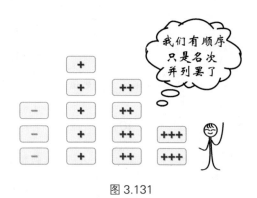

图 3.131

3.2.3 卡方检验：非常有用，但也别忘了 Fisher 确切概率法

说到统计分析方法，卡方检验这个名字往往能迅速浮现在人们的脑海中。究其原因，一是该方法在实际应用中非常普遍；二是很多人在学生时代学习统计课程时，继 t 检验之后就会学习到卡方检验，那时统计学知识尚未"排山倒海"而来，便能在心中留下深刻的印记。据我多年的"非严谨"观察，发现了一个有趣的现象：记得住 t 检验的同学中，大部分人对卡方检验也是有印象的。然而，那些想不起 t 检验为何物的同学，差不多也会把卡方检验一起忘掉。

不过，卡方检验确实是一种非常实用的统计学方法。可是，即使有些人还记得这个方法的名字，也记不清其具体的工作原理和计算方法了。为了用起来能"得其要领"，也为了科研写作中展现出更加严谨和精彩的论述，我们有必要把它的工作原理画出来——以便能更好地掌握其精髓。

简而言之，卡方检验是一种用于比较分类变量组间差异的统计方法。

那么，什么是分类变量呢？在第二章"统计描述"中，我们已经提及：当所观察的信息可以根据属性和类别进行区分时，记录这些信息的变量就被称为分类变量。例如，性别、民族、分娩方式等都属于分类变量。

就让我们从最简单的四格表开始好了。四格表，顾名思义，就是这种有四个格子的表格（见图 3.132）。当我们进行两组间的比较，且比较的变量是二分类时，数据就会自然地填入这四个格子中。举个例子，如果我们进行了一个关于

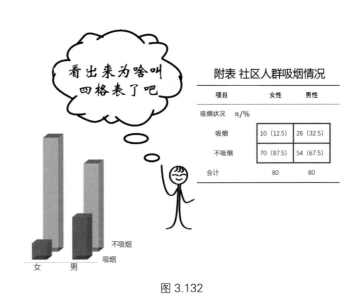

图 3.132

附表 社区人群吸烟情况

项目	女性	男性
吸烟状况　n/%		
吸烟	10 (12.5)	26 (32.5)
不吸烟	70 (87.5)	54 (67.5)
合计	80	80

社区成年人吸烟情况的抽样调查，并希望探究不同性别之间吸烟习惯是否存在差异，这时卡方检验就派上了用场。

首先，我们需要收集并整理调查获得的吸烟情况的数据（注意，这里使用的并非真实数据，仅用于说明统计方法），这实际上是一个统计描述的过程。如第二章所述，我们通常使用例数和百分数来描述数据，其格式如图 3.132 所示。

接下来，就该进行检验了。可为什么一定要进行检验呢？男性和女性吸烟的占比明显不一样，难道不是"肉眼可见"吗？这就要回到假设检验的意义说起了。

在 3.1 章节中，我们讨论过假设检验的重要性：它是我们利用样本信息推断总体规律的关键方法。当我们试图通过样本数据探索总体规律的时候，抽样误差就会一直伴随着我们。因此，即使对同一总体进行两次完全独立的抽样，得到的两个样本也几乎不可能完全相同。（见图 3.133）

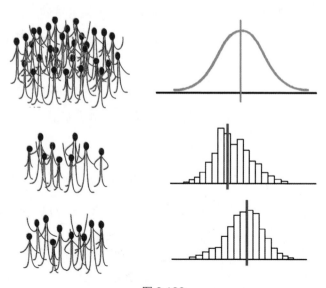

图 3.133

所以，当我们看到两个长得不大一样的样本时，自然会问——他们之间的差异是本质上的，还是因为抽样误差导致的呢？（见图 3.134）

假设检验正是帮我们回答这个问题的统计学方法之一。

因此，对于以验证组间差异为目标的差异性检验，其检验假设具有相似的特征和验证思路。（见图 3.135）

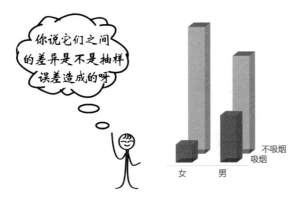

图 3.134

四格表卡方检验的检验假设

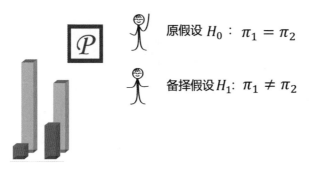

原假设 H_0： $\pi_1 = \pi_2$

备择假设 H_1： $\pi_1 \neq \pi_2$

图 3.135

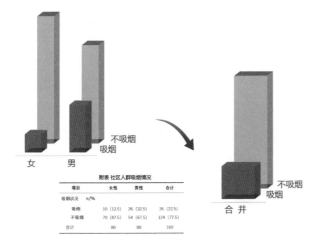

附表 社区人群吸烟情况			
项目	女性	男性	合计
吸烟状况 n/%			
吸烟	10 (12.5)	26 (32.5)	36 (22.5)
不吸烟	70 (87.5)	54 (67.5)	124 (77.5)
合计	80	80	160

图 3.136

对于四格表卡方检验，我们期待验证的是两比较组的率或构成比（π_1，π_2）是否存在差异。因此，我们设定的备择假设始终是 $\pi_1 \neq \pi_2$，即两组之间存在本质差异。而其对立面，也就是原假设，则是 $\pi_1 = \pi_2$，这意味着两组没有本质区别，他们来自同一个总体，观察到的差异仅仅是由抽样误差导致的。

那卡方检验又是怎么工作的呢？其实，它的思路与 t 检验颇为相似。既然我们的原假设是两组来自同一总体，那么我们可以将他们视为一个整体样本。这样做时，我们会得到一个合并后的比例关系。（见图 3.136）

在总共 160 人的样本中，有 36 人（占 22.5%）吸烟，而 124 人（占 77.5%）不吸烟。

基于原假设，即两组构成相同，我们可以推

断出两组中吸烟与不吸烟的比例都应该是 22.5% 和 77.5%。因此，从原假设的角度出发，两组的构成是完全相同的，那么他们"理论上"应该呈现出这样的比例分布。

接下来，我们根据各自的样本量，计算出他们"理论上"应有的数量分布，这个数值被称为理论频数（也可亲切地称它为理论数）。既然是"理论上"的，自然可以不是整数。（见图 3.137）

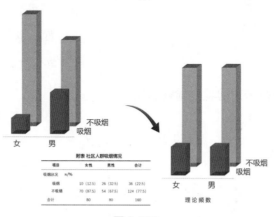

附表 社区人群吸烟情况

项目	女性	男性	合计
吸烟状况　n/%			
吸烟	10 (12.5)	26 (32.5)	36 (22.5)
不吸烟	70 (87.5)	54 (67.5)	124 (77.5)
合计	80	80	160

图 3.137

注：为了演示方便，在示例中，我们为男性和女性两组设定了相同的样本量，因此在相同比例下，表示理论频数的柱状图在两组中是完全相同的。如果两组的样本量不同，那么柱状图的高度也会有所不同，但比例关系仍然保持一致

通常，我们从样本中观测到的实际频数与理论频数并不完全一致（见图 3.138）。

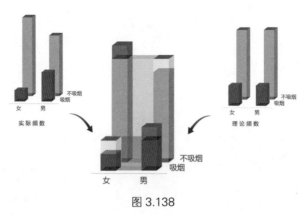

图 3.138

那么，这种差异是来源于抽样误差还是本质上的不同呢？显然，如果两者本质上相同，那么观测到的差异应该主要来源于抽样误差，这意味着实际观测值更有可能接近理论值。因此，实际观测值相对于理论值的偏差可以帮助我们进行这一推断。（见图 3.139）

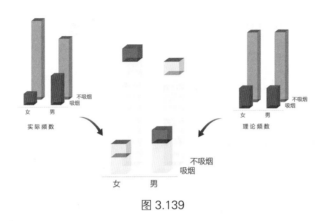

图 3.139

虽然我们可以使用实测值相对于理论值的偏差总量来表达这种差别，但请注意，这个偏差也是有正方向和负方向之分的。所以，我们依然通过平方来消除正负方向带来的影响。这样，我们就构建出了一个统计量，它服从卡方分布，这也是卡方检验得名的原因。（见图 3.140）

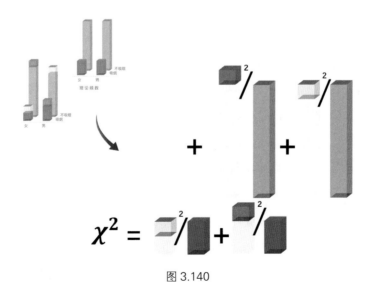

图 3.140

由此可见，当观测到的频数与理论频数差距越大，卡方值也会随之增大，进而导致p值减小。当$p < 0.05$时，我们就会拒绝原假设，接受备择假设——认为两样本是来自不同总体的抽样，差异是本质性的，并非抽样误差导致的。（见图3.141）

四格表卡方检验的检验假设

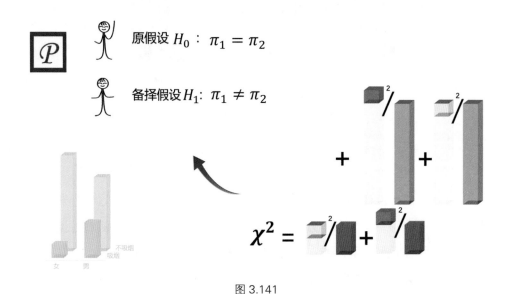

原假设 H_0：$\pi_1 = \pi_2$

备择假设 H_1：$\pi_1 \neq \pi_2$

$$\chi^2 = $$

图 3.141

还有一个重要的问题需要说明：卡方分布是一个连续分布，但我们在处理分类变量时实际上进行了连续性的校正。在大多数情况下，这种做法是可行的。

只有一种情况例外：当数据较为"稀疏"，即理论频数特别低的时候。不难理解，当分母非常小的时候，比值的变化就会异常"剧烈"。因此，当纳入分析的样本总例数低于40例，或者理论频数小于5的格子数占比超过20%时，通常我们会采用确切概率法检验（Fisher's Exact Test）来探究组间的差异。（见图3.142）

确切概率法是一种直接计算概率的分析方法。因此，在报告确切概率法的结果时，并不会像t检验或卡方检验那样给出统计量，而是爽快地给出概率值。该方法会基于当前样本的行列合计数，列出所有可能的组合并一一计

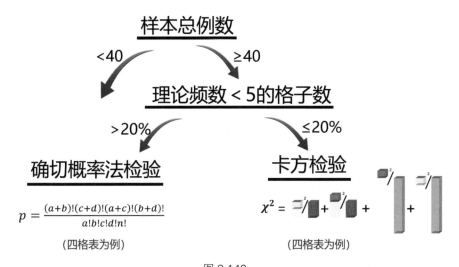

图 3.142

算其概率。然后，将所有小于或等于观测结果的概率累加起来，从而得到检验结果。换句话说，它计算的是在当前观测结果的基础上，如果两个样本来自同一总体，那么观测到如此大或更大的差异的可能性有多大。

以上，四格表检验是我们在分析过程中最常见的一种数据格式。但卡方检验并不仅限于四格表数据，它同样适用于多比较组和多分类的情况，这时被称为行乘列表检验。（见图 3.143）

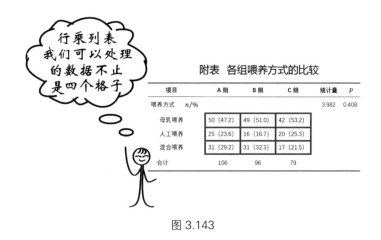

附表 各组喂养方式的比较

项目		A组	B组	C组	统计量	p
喂养方式	n/%				3.982	0.408
母乳喂养		50 (47.2)	49 (51.0)	42 (53.2)		
人工喂养		25 (23.6)	16 (16.7)	20 (25.3)		
混合喂养		31 (29.2)	31 (32.3)	17 (21.5)		
合计		106	96	79		

图 3.143

但需要特别提醒的是，不要因为四格表使用方便，就试图将所有情况都硬塞进四格表中，这样做可就不大好了。（见图 3.144）

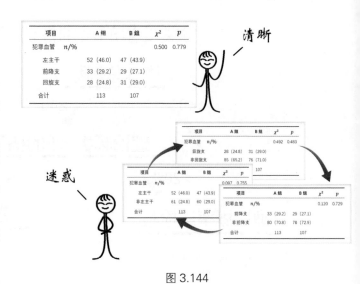

图 3.144

当比较两组病人的冠脉介入治疗所处理的冠脉血管分布时，如果仅根据每个类别逐一进行四格表检验，显然不够完备，因为分类间的合并原则频繁变化，并非完备的分析逻辑。从专业意义可见，不同的病变血管表现了不同的临床病变特征，他们是一个问题的不同表现形式。因此，在比较中，我们应该采用行乘列表的表达方式和比较方式。当然，在临床分析目标的指引下，对多分类变量进行必要的类别间合并也是常用的方法（例如，在针对肺癌病理类型的分析中，有的时候会根据研究目的和临床特点，将病理类型简化合并为小细胞肺癌和非小细胞肺癌两类，见图 3.145）。

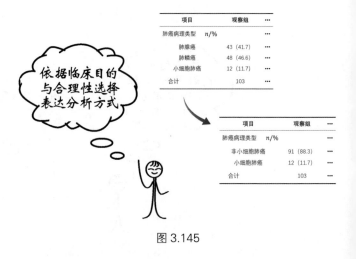

图 3.145

然而，所有这些处理方法都必须基于合理的临床意义，并根据分析目标来决定数据的处理方式。

还有一种情况同样值得注意。卡方检验主要是针对分类变量（即不同类别间属性不同，但没有顺序关系或程度上的差异）。然而，在临床上，我们经常遇到一些数据，虽然表面上看似分为不同类型，但这些类型之间实际上存在顺序关系，例如，病情的轻、中、重度，或心功能的 I 级、II 级、III 级、IV 级。对于这样的等级变量，在比较时必须考虑不同等级之间的顺序特征。而前面提到的卡方检验则假设所有类别都是平等的，如病变血管或性别等。等级变量则强调逐级递进的特点，因此直接采用卡方检验是不合适的。对于等级变量的组间比较，应采用趋势检验或秩和检验，以更准确地反映比较目标。

3.3 关联性分析

3.3.1 相关性分析：你说它俩有相关性吗？

揭示数据之间是否存在共同变化的趋势和规律，是临床研究中常见的命题。在这个研究领域，相关分析和回归分析是两种最常用的分析方法（回归分析详见章节 3.3.2）。（见图 3.146）

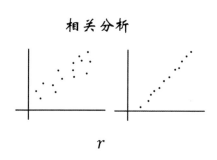

相关分析

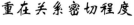

r

重在关系密切程度

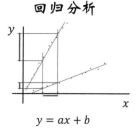

回归分析

$y = ax + b$

重在影响强度

图 3.146

首先，我们需要明确的就是双

变量相关分析所探究的"关系"是什么。不难理解，分析的应该是变量之间是不是"有关系"。不过"有关系"这个词儿也太"写意"了，作为数据科学，我们并不强调意境，我们最需要的是"写实"，需要通过更具体、更客观的证据为临床研究提供支持。

所以，在相关分析中，我们解读的"关系"实际上是数值增减的趋势是否有共同的变化。(见图3.147)

这种共同变化很容易理解。无论是同增同减的"同进退"，还是你增我减、你减我增的"背道而驰"，都表明了这两个变量之间存在关联。这正是相关分析所要揭示的核心内容。

相反，如果两个变量没有共同的变化趋势，而是各自"动静自如"独立变化，那么它们之间自然也就没什么关系了。(见图3.148)

不过不是所有的关联

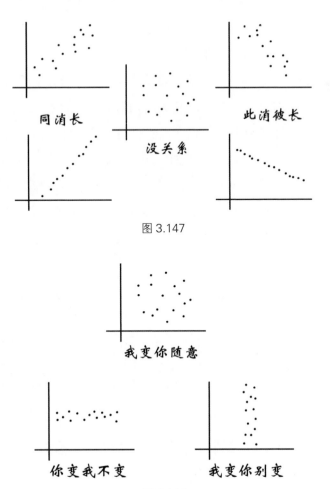

图 3.147

图 3.148

都可以在相关分析里面得到解读，例如图 3.149 所示的情况。

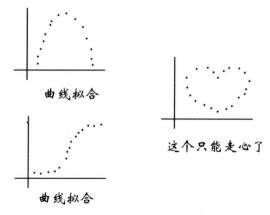

图 3.149

实际上，我们谈论的相关分析，主要是关注两个变量之间共同增减的变化趋势。只有这种"直接且明确"的关系才是相关分析所适宜的，而对于那些"并不直接，还挺曲折"的关系，并不在相关分析的研究范畴之内，我们需要采用其他方法，如曲线拟合等，来寻求答案（见图 3.149）。

那么，如何量化表示这种相关性呢？虽然变量间可能存在关联，但其关系"好"的程度却各不相同。在相关分析中，我们通过相关系数 r 来衡量这种关联的强度。（见图 3.150）

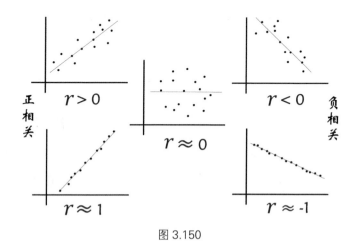

图 3.150

相关系数是一个在 1 到 –1 之间变化的参数。r 值首先告诉我们相关性的方向：

当 $r > 0$ 时两个变量会一起增减，此时即为正相关；

当 $r < 0$ 时两个变量会此消彼长，此时即为负相关。

此外，r 的绝对值越接近 1，表示两个变量的相关性越强；越靠近 0，两个变量就"越没关系"。

对于相关性分析，当然也会有假设检验。我们通过分析研究样本所获得的数据，旨在验证和推断目标总体的相关性特征，即验证两个变量是否确实具有相关性（也就是总体的相关系数 $\rho \neq 0$）。根据假设检验的一般工作原理不难看出，我们想要验证的目标一定会被放在备择假设（H_1）中，而其对立面——本质上两个变量并没有相关性，$\rho = 0$，我们从样本数据中得到的不等于 0 的相关系数 r 只是由于抽样误差导致的偶然情况——则作为原假设（H_0）。当 p 值小于 0.05 的时候，我们就拒绝原假设接受备择假设，认为这两个研究变量具有统计学意义上的相关性。（见图 3.151）

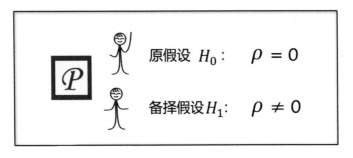

原假设 H_0: $\quad \rho = 0$

备择假设 H_1: $\quad \rho \neq 0$

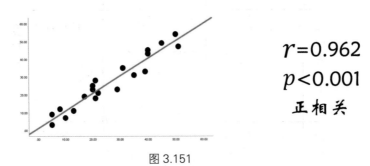

$r = 0.962$
$p < 0.001$
正相关

图 3.151

不过和差异性检验不同，在相关性分析中，我们不能仅依赖 p 值所代表的假设检验结果来判断相关性。这一点也不难理解，因为即使一个相关性分析得出了具有统计学意义的结果，但如果相关系数很低，那么这种关联性在实际应用中可能也并无太大意义。（见图 3.152）

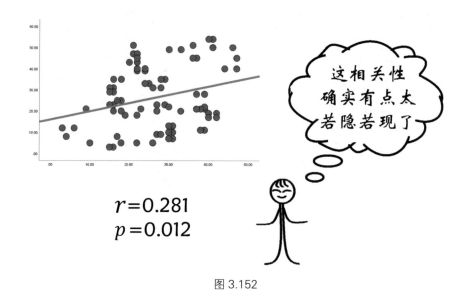

图 3.152

事实上，相关性分析在众多领域中都具有重要性。例如，在工程力学领域，工程参数之间的相关性常常是基于实验或仿真分析得到的相关系数，并依据行业规范和工程要求进行直接判定，而不仅仅依赖假设检验。

在临床研究中，我们对相关性的判断在注重假设检验结果的同时，也会关注相关系数的大小。通常，只有当相关系数的绝对值达到 0.3 以上时，我们才会认为两个变量间具有弱相关性。当然，这个相关性的水准并不绝对，不同的文献、书籍会有其他的划分界线，但基本思想是一致的。所以面对相关系数，我们更应该回归其本来的含义，不需要纠结它为什么差一点点没有达到我们心仪的高度。

那么，什么样的数据适合进行相关性分析呢？

从数据的性质来看，参与相关性分析的双变量都必须是随机变量。也就是说，被你定义和控制的信息就不适合进行相关分析了。例如，如果你想研

究血药浓度峰值随给药剂量变化的趋势，那么这种方法可能并不适用。（见图3.153）

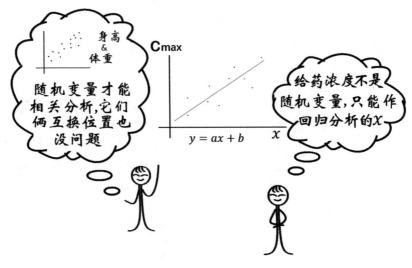

图 3.153

　　在这个研究场景中，用怎样的浓度、梯度完成研究，一定是作为研究者的你需要设定和控制的，所以它不是一个随机变量。对于这样的关联性解读，需要采用回归分析，而且这个被你控制的变量只能作为自变量而不能作为因变量参与分析。

　　从数据的类型看，相关性描述的是数据间共同增减的变化趋势。因此，能够用于相关分析的数据必须能够表达"大小"或"高低"的特征。连续变量和等级变量都适合用来解读这种变化趋势，而分类变量则与相关分析无关。在临床研究中，对于分类变量中不同类别间的某一特征的比较，我们需要通过差异性检验来完成。（见图3.154）

　　统计方法的选择往往基于数据的分布特征。所以针对不同属性的数据，我们会选择不同的研究方法。前文的模式图都是基于正态分布的数据进行图示的。当两个参与相关分析的变量都服从正态分布时，我们应采用的是基于正态分布的 Pearson 相关分析方法。如果参与相关分析的变量中包含非正态连续变量或等级变量，那么我们就需要通过秩变换将信息转换为"名次"，然

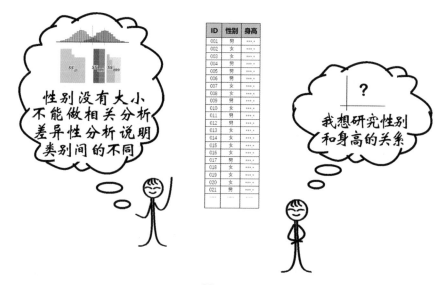

图 3.154

后再进行相关分析，此时适宜的方法是 Spearman 相关分析。

关联关系的内涵其实相当丰富。在医学领域，许多状况的表述都可以用临床因素间的"有关系"来表达它们之间的联系。不过在统计分析中，当我们提及"相关分析"的时候，通常所指的就是变量间共同增减的变化特征，也就是上面提到的两种方法了。

3.3.2 线性回归

3.3.2.1 回归系数：画个回归系数给你看

回归分析是揭示变量之间关联性的重要方法。在临床研究领域应用极为广泛。其中，对回归系数的解读成为理解回归分析结果的重要部分。

那么，什么是回归系数呢？这个问题曾在我刚从医学院毕业时让我感到异常困惑。为了建立临床思维，我们这些曾经的理科精英纷纷"重新来过"，重新开始学习。毕竟临床情况错综复杂，远非简单的"你给我两个点我就还你一条直线"的模式。因此，要成为一名优秀的医生，建立临床思维、积累临床经验至关重要。在职业生涯初期，切换这两种思维模式确实颇具挑战。

那时，每当提及回归分析，我总会有些"抵触"情绪。

所以，为了更好地理解回归分析，让我们从初中数学开始回顾。

还记得初中时学过的直线方程吗？（见图 3.155）

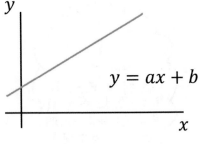

图 3.155

想起来了没有——它向我们诉说了 x 和 y 之间的关系。其中：

b 代表截距，即当 $x = 0$ 时，y 的值（见图 3.156）；

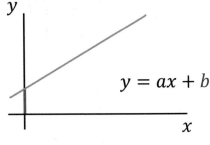

图 3.156

a 则被称为斜率。通过简单的四则运算，我们可以知道，每当 x 增加 1，y 就会增加 a。因此，a 的值越大，直线就越陡峭（见图 3.157）。

在医学研究中，我们很少遇到如此完美关联的 x 和 y。然而，借助数学方法来描绘世界、揭示规律仍然是我们认识世界的重要途径。

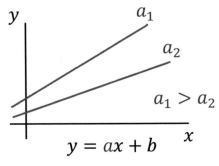

图 3.157

例如，我们发现许多医学信息之间存在共同变化的趋势，如身高和体重：通常身高越高的人，体重也越重。那么，如何描述身高和体重之间的关系呢？这时，回归分析就该隆重登场啦。（见图 3.158）

通过回归分析，我们能够洞察变量之间的共同变化趋势，并求出相应的回归方程。这样，我们就可以推测出自变量（x）每增加一个单位时，因

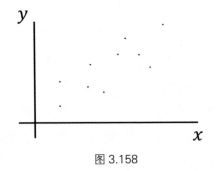

图 3.158

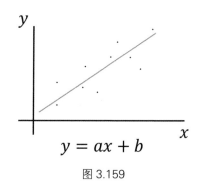

$$y = ax + b$$

图 3.159

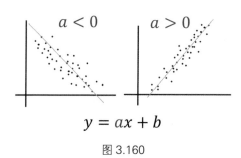

$$y = ax + b$$

图 3.160

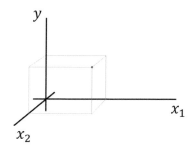

$$y = ax + b$$

图 3.161

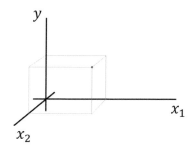

图 3.162

变量（y）将增加 a 个单位（见图 3.159）。

因此，回归系数 a 实际上表示了自变量 x 对因变量 y 的影响方向和程度：

$a > 0$ 时，y 随 x 的增加而增加；

$a < 0$ 时，y 随 x 的增加而减小。（见图 3.160）

同时，a 的绝对值越大，回归线的斜率就越大，即线越陡峭。（见图 3.161）

在错综复杂的现实世界中，事物或现象之间的联系往往是错综复杂的，简单的一对一关联分析可能无法满足实际需求。因此，包含多个自变量的回归分析方法在医学研究中得到了广泛的应用。那么，包含多个自变量的回归方程应该如何解读呢？

显然，原有的平面坐标系已经无法适应这复杂的情况了。当涉及两个自变量的时候（例如，在研究儿子的身高与父母身高的关系时），我们可以采用三维坐标系进行描述（其中，y 代表儿子的身高；x_1 为父亲的身高；x_2 为母亲的身高）。（见图 3.162）

此时每组测量值都可以描绘为

空间上的一个点。（见图 3.163）

我们仍然可以找出它们之间的回归关系，只是此时所获得的，不再是一条直线，而是一个平面。（见图 3.164）。

那么，我们应该如何理解回归系数的含义呢？

在坐标系中，我们可以找到这样一个截面，它与 x_2 坐标轴相垂直，也就是说，在这个截面上，母亲的身高没有变化，都是相同的。这个截面与我们的回归平面相交于红色的直线。或者说，当母亲的身高处于这个固定水平的时候，父亲身高与儿子身高的关系就体现在这条红线所代表的数学特征上。（见图 3.165）

实际上，我们可以找到无数个这样的截面，它们都具有相同的斜率 a_1。这意味着，无论母亲的身高如何，只要她处于某一特定水平，父亲的身高都会对儿子的身高产生影响。换句话说，在排除了母亲身高的影响后，父亲的身高每增加一个单位，儿子的身高就会增加 a_1 个单位。（见图 3.166）

同样地，我们也可以找到与 x_1 轴垂直的截面，通过控制父亲身高的影响，来探究母亲身高与儿子身高的回归关系。在这种情况下，红色交线的斜率就是 a_2。（见图 3.167）

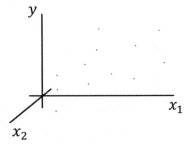

图 3.163

$$y = a_1x_1 + a_2x_2 + b$$

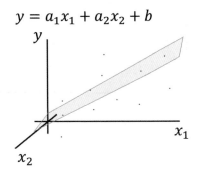

图 3.164

$$y = a_1x_1 + a_2x_2 + b$$

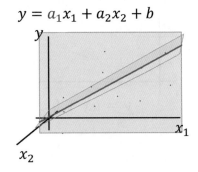

图 3.165

$$y = a_1x_1 + a_2x_2 + b$$

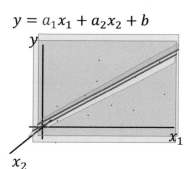

图 3.166

$$y = a_1x_1 + a_2x_2 + b$$

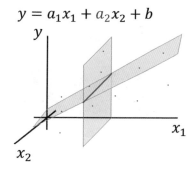

图 3.167

$$y = a_1x_1 + a_2x_2 + a_3x_3 + \cdots + b$$

$$y = a_1x_1 + a_2x_2 + a_3x_3 + \cdots + b$$

图 3.168

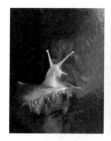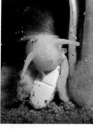

图 3.169

当然，自变量不仅仅局限于两个。当引入更多的自变量时，我们无法再用图示来直观地表示它们之间的关系，但回归方程仍然可以帮助我们理解回归系数的含义。具体来说，当排除了其他所有因素的影响后，每一个自变量 x_i 与因变量 y 之间都存在一种关系：x_i 每增加一个单位，y 就会增加 a_i 个单位。（见图 3.168）

3.3.2.2 混合效应模型：从重复测量数据的回归分析说起

——一段关于两只蜗牛补钙效果的验证故事

需要写在前面的话：

本节的主旨在于通过蜗牛这个轻松的案例，向大家介绍如何合理且充分地分析关联样本（如来自同一人的两只眼睛或多个病灶的数据）和重复测量数据（如从同一病例多次随访中获得的信息）。请注意，本文并非推崇"唯 p 值论"。

本节所使用的数据来源于一项关于蜗牛生长条件的试验研究。本节所展示的分析过程并非该研究设计的一部分，而只是借用了其中的一小部分数据来简要介绍分析方法。

本节的研究背景是由于观察到饲养环境和饮食可能对蜗牛的生长产生影响，因此组织了这项试验研究。

对补钙作用的兴趣则起源于一个偶然的事件——我掉在地上的钙片无法再

食用，为了不浪费，我决定给蜗牛们试试，而它们展现出了啃食钙片时的极度专注。（见图3.169）

于是，一个科学问题应运而生：

钙补充剂会加速蜗牛生长吗？

那该如何进行比较呢？在实验中，我们准备了两个相同的足够宽敞的容器，一个容器里放了两只可以吃钙片补钙的蜗牛，另一个容器里放了五只自己啃贝壳补钙的蜗牛。（见图3.170）

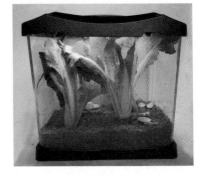

图3.170

为什么数量不一样？这还用说吗，从图上也看得出来，蜗牛吃钙片的架势实在太"有激情"了。为了科学，我也得考虑自己的经济实力啊，我可是省下自己的钙片给它们俩吃的。五只的话，想想还是算了。不过，我们确实进行了随机分组，实验用的蜗牛都来自蜗牛妈妈同一次产卵孵化出来的宝宝。每只蜗牛都被我们用指甲油做了标记，以便识别。每周末，我们都会用"科学"的方法来测量蜗牛的长度。终于，差别肉眼可见了！（见图3.171）

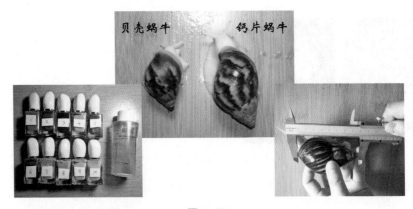

图3.171

但作为"统计学家",面对样本数据,这个差别还需要通过假设检验才能推断出总体特征。

关联数据怎么分析?

这是观察开始最初六周的蜗牛身体长度数据,橘黄色系代表吃钙片的蜗牛,蓝色系代表咬贝壳的蜗牛(见图3.172)。

可以观察到,补钙组的两只蜗牛与啃壳组的五只在体长增长上逐渐显现出差异。并且,通过这张图,蜗牛生长过程中的差

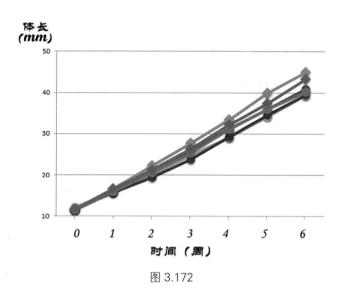

图 3.172

异性和速度变化也一目了然,这正是各种偶然因素作用的结果,也是统计分析透过随机误差看本质的根本用意所在。

那么,要选择什么统计方法来验证这个差异呢?或者说,如何合理且充分地利用这些数据呢?

既然我们的目标是了解补钙对生长的影响,那么显然应该采用各时间点身体长度的增加量(即各时间点测量的身体长度与实验开始时身体长度的差值)作为生长的衡量指标。接下来,就是如何进行比较的问题了。面对众多的时间点,但样本量却有限——一共也没几只蜗牛,该怎么办呢?

首先想到的方法是:在每个时间点对两个组进行逐一比较。我们还可以观察吃钙片多长时间后,蜗牛的体长开始超过啃贝壳的蜗牛。然而,这种方法得出的结论仅针对特定时间点,且每次分析仅利用了一小部分数据。我们

都知道，假设检验中组间差异的发现很大程度上依赖于足够的样本量来抵御随机误差的干扰。过小的样本量会导致把握度不足，使得本已存在的差异变得模糊不清。而且，我们并非只测量了七个数据点，每次检验却只利用了其中的一小部分，这实在是一种浪费。此外，虽然针对时间点的验证与我们的科学问题方向一致，但这种比较方式并未"直击要害"。曾有研究者遇到过在多点检验过程中统计学意义"阴晴不定"的困境，这确实令人苦恼。（见图3.173）

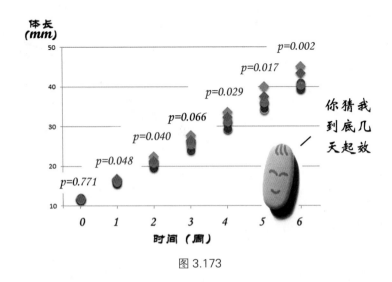

图 3.173

另外，每次检验都存在假阳性的可能性，这是否意味着我们需要进行控制以确保结果的可靠性呢？毕竟，比较次数越多，出现假阳性的概率就越大（正如我们在 3.2.1 章节所讨论的，这会导致 I 类错误的膨胀），这听起来显然并不公平。因此，对于本案例而言，逐点比过显然并不是最理想的选择。

那么，我们是否可以考虑将所有检测值按组分类后放在一起，直接进行组间比较呢？（就像前文所讲的比较两组人的身高那样）。（见图 3.174）

显然不行。要知道成组比较的个案间是相互独立的，如果真的这么比较了，那就相当于我们研究了如此多的蜗牛。（见图 3.175）

而实际上，我们现在的数据是一串儿一串儿的成系列的（关联样本），每一系列数据都来自同一个研究对象，总共只有七个蜗牛宝宝。（见图 3.176）

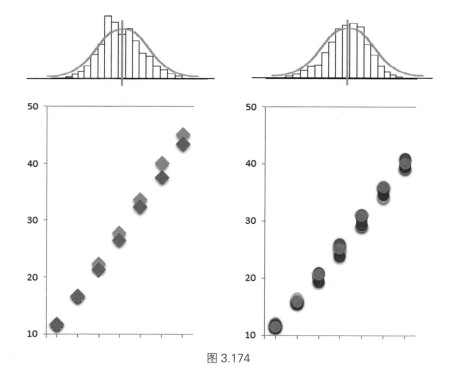

图 3.174

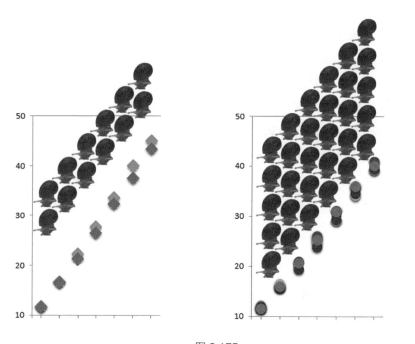

图 3.175

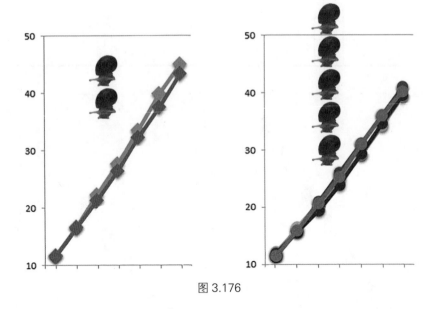

图 3.176

　　它们所提供的信息并非完全独立（或者说，由于它们之间千丝万缕的联系，使得它们在很多方面相似），如果直接将这些信息当作独立数据来处理，即把它们当作两个独立个体的测量结果，那么与真正的独立样本相比，我们可能会低估个体间的变异程度，这显然是不严谨的。

　　为了更直观地理解这一点，我们可以考虑以下的极端情况（见图 3.177）：

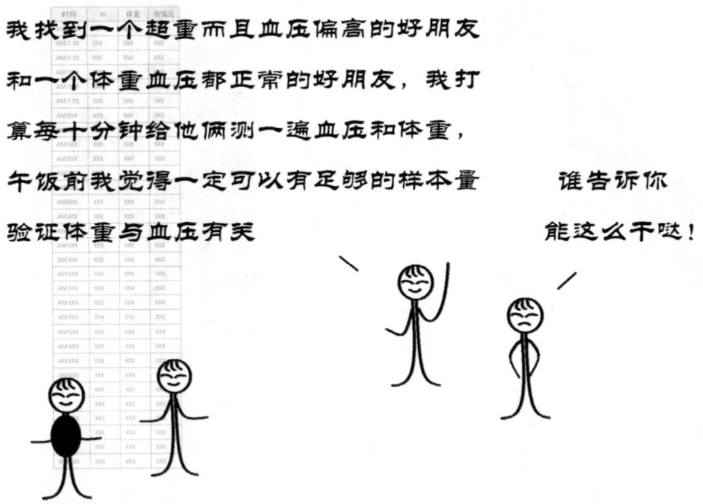

　我找到一个超重而且血压偏高的好朋友
　和一个体重血压都正常的好朋友，我打
　算每十分钟给他俩测一遍血压和体重，
　午饭前我觉得一定可以有足够的样本量　　谁告诉你
　验证体重与血压有关　　　　　　　　　　能这么干哒！

图 3.177

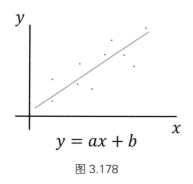

图 3.178

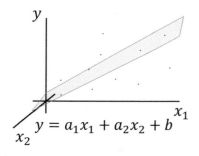

图 3.179

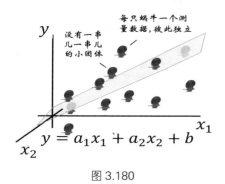

图 3.180

是不是很好笑呢?

因此,关联数据显然不能直接作为独立数据来使用。

再换个思路,还记得回归分析这个方法吗?看到这个折线趋势图,很容易就会联想到回归分析(见图 3.178)——蜗牛的体长是会随着时间的变化而变化的。

如果我们应用多变量回归,来验证蜗牛的体长增加值是如何随着时间和补钙状况的不同而变化的,那是不是就很完美了(见图 3.179)?(想要了解多变量回归系数如何帮助我们理解多因一果的关联关系,请参考 3.3.2 章节)

但老问题又来了:我们通常所采用的回归分析方法,都要求数据是彼此独立的。(见图 3.180)

而这一串一串的数据,它们之间并不独立,所以当然还是不能直接使用。(见图 3.181)

混合效应模型

这时,我们今天要特别介绍的一类方法就该登场了——那就是考虑变异来自多个不同层次水平的分析方法。在这个案例中,数据的变异就来自蜗牛之间以及每只蜗牛的各次测量之间。(见图 3.182)

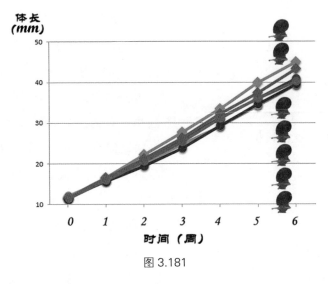

图 3.181

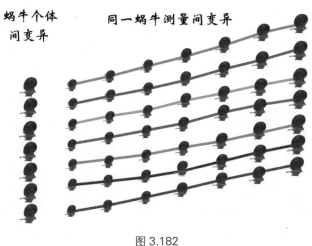

图 3.182

　　针对这类问题，统计学工作者们已经发展出了一系列的分析方法，以适应不同的应用场景需求，比如重复测量资料的方差分析方法、混合效应模型、广义估计方程等。

　　它们的应用实际上已经非常广泛，比如群体药代动力学模型，其基本方法框架就是基于混合效应模型构建的。实现起来也并不复杂，我们常用的通用统计软件基本都包含了相应的分析功能，只需调用即可实现。由于篇幅限制，这里不详细展开分析过程，主要想和大家分享的是——遇到类似的情况时，我们应该想到还有这样一条分析思路或许能派上用场。

针对这七只蜗牛，我们采用了线性混合效应模型来探讨：它们的身体长度相对于基线的变化值（y）是如何随时间（time）和钙剂补给强度（Ca，其中钙片蜗牛赋值为 1，贝壳蜗牛赋值为 0）的变化而变化的。

这是一个考虑了两个水平（个体间和测量间）变异的模型，结果还是挺让人愉快的。（见图 3.183）

$$y_{ij} = a_1 \text{time}_{ij} + a_2 \text{Ca}_j + b_0 + b_{1j} + \varepsilon_{ij}$$

蜗牛体长增长相关因素的线性混合效应模型分析

变量	回归系数	标准误	统计量	p	回归系数的 95%CI
time	5.077	0.065	78.59	<0.001	(4.950, 5.203)
Ca	2.380	0.681	3.49	<0.001	(1.045, 3.715)
常数	-1.578	0.429	-3.68	<0.001	(-2.418, -0.738)

图 3.183

时间和补钙方式的回归系数都具有统计学意义，这意味着蜗牛体长相对于基线的增加值会随时间和钙补充方式的不同而变化。简单来说，就是吃钙片的蜗牛长得更多。

需要补充说明的是，为了简要地阐述针对多水平变异的分析方法和原理，我们在这里暂时回避了一个重要的问题：交互效应分析。实际上，生长过程的作用我们最终需要通过交互效应来呈现，这个我们会在下一节中讨论。经过反复考虑，我们认为将这两个都有一定难度的问题放在一起可能会让读者不容易理解。因此，我们在这里有意做了简化，先理解这个分析方法的工作原理就好。

临床研究中的关联样本与多水平变异

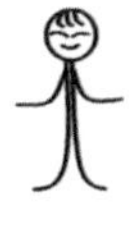

其实，类似的情况在临床研究中并不少见：比如对同一研究对象的随访

观察；还有当每个人身上不止一个观察对象，而测量和研究又是以他们每一个作为研究对象分别完成时的情况（如同一个人的两只眼睛、两个肾脏、成对的关节，还有满口雪白的牙齿，至于头发……就不数了吧）。（见图 3.184）

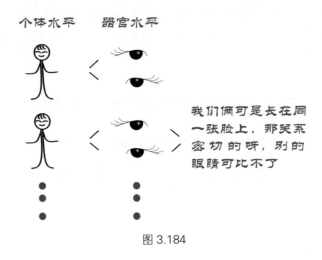

图 3.184

在很多情况下，来自他们的数据也不能视为彼此独立。例如在相同的血糖和血压影响下的脏器功能等，都需要将变异分解为来自个体间的和来自同一个体不同脏器间的两部分。

如果再加上来自随访和重复测量的信息观察，那么变异就需要分解为个体间、脏器间和测量间这三个层次了。（见图 3.185）

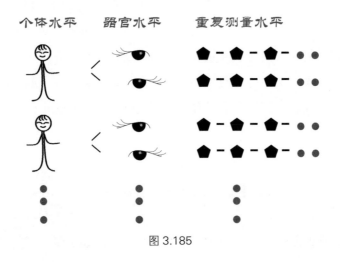

图 3.185

上述情况与蜗牛生长的数据属性颇为相似。例如，来自双眼的数据提供的信息量肯定多于单眼，但肯定又不如来自两个人的两只眼睛所反映的信息量丰富。此时，如果将这些数据视为彼此独立（即直接当作两只眼睛是来自两个人的测量结果），显然会夸大自己的解释能力；但若只取其一或求平均值再进行分析，虽然不会高估自己的信息能力，却会浪费辛苦获得的数据信息。另一方面，由于关联样本和重复测量的数据彼此更接近，在了解变量间的共同变化特征时，相对于独立样本，它们受到的干扰因素更少，因此对关联特征的分析能力更为敏感。这时，针对关联样本的一系列分析方法就都能派上用场了。

同时，需要特别注意的是，对于所有的应用研究而言，统计分析方法的选择和应用都应以应用研究的目标为导向。单纯从数据结构角度来选择确定分析方法的方式是不可取的。而且，并非所有包含重复测量的数据都一定要采用针对多水平变异的方式来验证目标。例如，在临床试验研究中验证治疗效果时，常见的是通过主要评价指标在主要评价时间点上的比较来完成核心验证的成功案例（如以治疗三个月时的糖化血红蛋白下降幅度作为糖尿病治疗的主要终点指标，这样的设定一定包含了相应的临床特征、意义以及与之相应的设计考虑）。因此，是选择主要时间点还是通过多时间点数据的合并分析来验证目标，一定是基于临床的根本意义和验证目标的选择。

作为新手，在阅读别人的研究报告时，思考为什么研究者选择这样的评价策略和分析策略，将是一个有助于自己在未来的研究设计中理清思路的好方法。

3.3.2.3 交互效应：咱们画出来看

第一次听到"交互效应"这个词时，我还在临床一线担任住院医生，那会儿正专注于颈椎病、颈背肌筋膜炎这些各式各样的脖子疼问题。当时的第一感觉是——这个词听起来就很"高级"，让我有种迫不及待地想要尝试使用它的冲动。

然而，从现在的经验来看，这并不是一个最佳的起点。因为所有的统计方法都是为了服务于临床研究的，只有与目标相契合的应用才能展现出其真正的价值。从来都不存在为了使用而使用的"画蛇添足"式方法。那么，如何让统计方法成为我登山时的手杖呢？了解它，爱上它，是唯一的途径。

为了避免更多人重蹈我的覆辙，我们决定将交互效应的概念以图形的方式呈现，希望能让大家更容易理解。

我们先从临床验证中常见的一种典型场景开始画起——

二分类指标的交互效应

在医疗实践中，患者常常需要同时服用两种药物。那么，在治疗效果评价中，这两种药物的作用是如何的？是否会产生 1+1 > 2 的喜人效果？这正是交互效应的分析和验证可以帮助我们解答的问题。

首先，假设我们进行了一个针对这两种药物的试验研究。如果每种药物的有效剂量已经明确并固定，并以安慰剂作为对照，那么我们可以根据两种药物的施用情况组合出四种情况（见图 3.186）：

仅使用安慰剂组（A = 0；B = 0）；

使用 A 药物治疗（A = 1；B = 0）；

使用 B 药物治疗（A = 0；B = 1）；

同时使用 A、B 药物治疗（A = 1；B = 1）。

这时，我们可以借助线性方程来表达两种药物的作用。如果 A、B 两种药物的治疗作用彼此互不干扰，那么最终获得的治疗效应（y）可以用以下方程来表达：

$$y = a \cdot A + b \cdot B + e$$

其中，e 表示安慰剂效应，a 表示使用 A 药物的治疗作用，b 表示使用 B 药物的治疗作用。根据各种治疗策略中 AB 两种药物的使用情况，给相应变量赋值为 1 或 0，就可以得到各个治疗组相应的治疗效果（见图 3.187）。

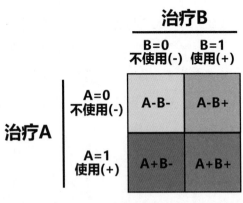

图 3.186

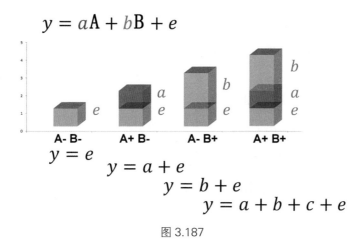

图 3.187

从这里可以看出，当 A 和 B 联合应用时，其治疗效应相当于 A 和 B 单独应用时效应的叠加。

不过很显然，如果联合应用能产生 1+1 > 2 的效果，那将更为理想。说到这里，我总会想起化学课上讲过的催化剂，不就是这样一种神奇的存在吗？如果真的出现了 1+1 > 2 的情况，我们该如何表示这种作用呢？（见图 3.188）

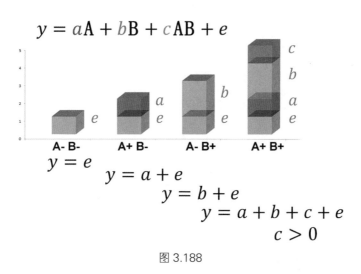

图 3.188

既然 A 和 B 联合应用会产生额外的效用，那么我们的方程就应该体现出这种 AB 同时出现所带来的额外作用。当 1+1 > 2 时，即联合应用 AB 获得了比 A 和 B 单独应用效果之和还要大的增益作用时，我们称这种作用为协同作用，也就是它们两者交互在一起的作用，与它们各自的作用方向是相同的。在方程中，这实际上就是交互作用项的系数为正数（$c>0$）的情况。

当然，也必然存在 1+1 ＜ 2 的情况，即两个药物联用时，所带来的额外效应不是增益而是遏制，此时 AB 联用的作用不及 A 与 B 单独应用的作用之和。这种情况下的交互作用我们称为拮抗作用，也就是交互作用项的系数为负数（$c<0$）的情况。（见图 3.189）

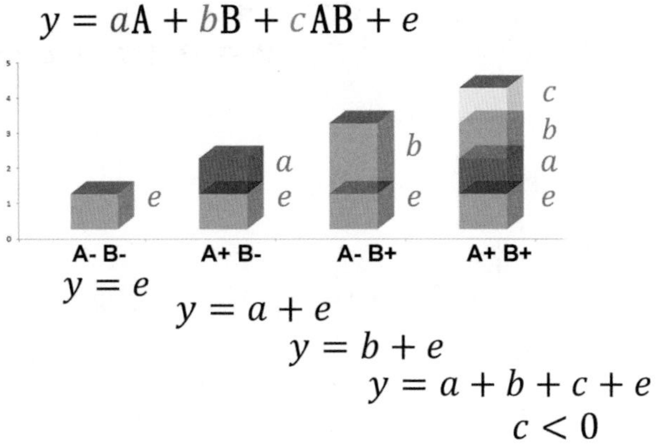
y = aA + bB + cAB + e
A- B-
A+ B-
A- B+
A+ B+
e
a
b
c
y = e
y = a + e
y = b + e
y = a + b + c + e
c < 0

图 3.189

到这里，我们可以把第一种没有交互效应的情况也统一起来，实际上也可以把它看成交互效应项系数 $c=0$ 的情况。（见图 3.190）

那么，交互效应需要假设检验吗？当然需要。

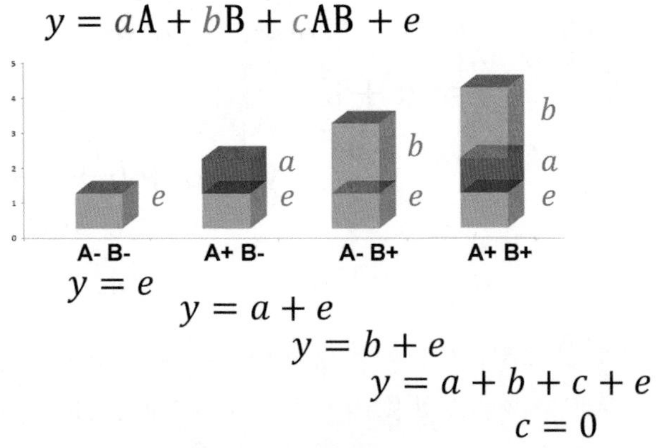
y = aA + bB + cAB + e
A- B-
A+ B-
A- B+
A+ B+
e
a
b
y = e
y = a + e
y = b + e
y = a + b + c + e
c = 0

图 3.190

交互效应的假设检验：

$$y = aA + bB + cAB + e$$

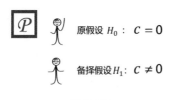

原假设 H_0：$c = 0$

备择假设 H_1：$c \neq 0$

图 3.191

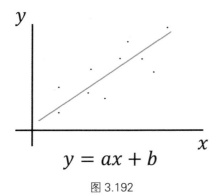

$$y = ax + b$$

图 3.192

$$y = ax + b$$

图 3.193

交互效应的假设检验

临床研究本质上是样本研究，而样本研究中随机误差是不可避免的。透过随机误差看本质，这正是统计推断发挥作用的地方。和所有的假设检验过程一样，我们期待的阳性结果是回归系数 $\neq 0$，即存在交互效应，这作为备择假设（H_1）；而原假设（H_0）则是它的对立面：回归系数 $= 0$，即不存在交互效应。

当 $p < 0.05$ 时，我们拒绝原假设，接受备择假设，认为存在交互作用。（见图 3.191）

连续变量的交互效应

以上讨论的是研究要素都是二分类属性（即每个药物都只有用和不用两种状态）的情况。当然，我们还会遇到研究要素是连续变量或等级变量的情况。在这种情况下，交互效应同样是可以分析的。（见图 3.192）

为了方便理解，我们先回顾一下单变量线性回归方程的形式吧（详见章节 3.3.2）。单变量回归方程中包含两个参数：截距和斜率。

截距（b）表示的是，当自变量 $x = 0$ 时，因变量 y 的取值。（见图 3.193）

斜率（a），也称为回归系数，表示当自变量 x 变化 1 个单位时，因变量 y 会变化 a 个单位。例如，如果 x 从 0 增加到 1，y 就会从 b 增加到 $a+b$。（见图 3.194）

因此，回归系数反映了自变量变化时，因变量 y 的变化速度。（见图 3.195）

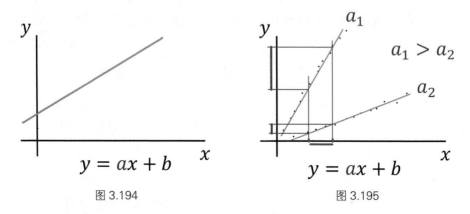

图 3.194 图 3.195

换句话说，它表示了自变量对因变量的影响强度。回归系数的绝对值越大，表示这条线越陡峭。

那么，在这种情况下，交互效应会呈现什么样的形态呢？

还记得我们之前分析的蜗牛生长的混合效应模型吗？上一节中我们使用了七只蜗牛进行对比研究。在同样"优渥"的宽敞生活条件下，其中五只蜗牛的养殖缸里放置了贝壳，它们需要自己咬贝壳来获取钙质；而另外两只蜗牛的养殖缸则额外提供了钙片作为钙剂补充。我们每周都会测量它们的身长（即壳的长度）。（见图 3.196）

经过六周的饲养，我们以各周蜗牛体长相对于基线的增长量（y）作为结局变量，以时间（time）和钙补充方式（Ca）作为自变量进行回归分析。结果发现，蜗牛的体长增长量随喂养时间的增加而增加，并且加用钙补充剂的增长量更大。（见图 3.197）

在那篇文章中，我们刻意回避了交互效应。因为当时我们的主要目标是清晰地阐述关联数据分析模型的独特之处。我们已经全力以赴，无法在一篇短文中同时涵盖交互效应的讨论。因此，我们选择了较短的研究周期（可以初步认为，在那个时间段内，交互作用还在"蓄力"阶段，尚未显现），同时

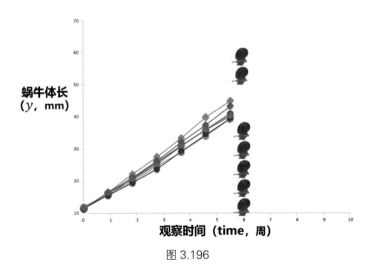

图 3.196

$$y_{ij} = a_1 \text{time}_{ij} + a_2 \text{Ca}_j + b_0 + b_{1j} + \varepsilon_{ij}$$

蜗牛体长增长相关因素的线性混合效应模型分析

变量	回归系数	标准误	统计量	p	回归系数的95%CI
time	5.077	0.065	78.59	<0.001	(4.950, 5.203)
Ca	2.380	0.681	3.49	<0.001	(1.045, 3.715)
常数	-1.578	0.429	-3.68	<0.001	(-2.418, -0.738)

图 3.197

采用增长量作为结局指标，以期观察到身长增加量在随时间增长的同时，额外补充钙剂会带来更多的增加。

上述"权宜之计"是为了能够简明扼要地阐述多水平变异分析的统计方法核心，不得不对问题进行了简化处理。

而实际上，我们真正期待验证的是：在吃了钙片之后，蜗牛的体长是否随时间变化得更快。这正是交互效应所能够揭示的内容。我们还是以蜗牛为例来说明吧。

为了让结果更加直观，我们这次采用了十周的观察数据来进行分析。（见图 3.198）

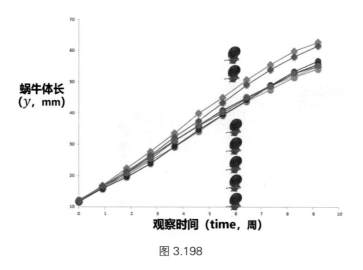

图 3.198

在回归模型中，我们纳入了时间（time，以周为单位）、钙剂水平（Ca，1 表示补充钙片，0 表示不补充钙片）以及时间和补钙的交互作用项（time·Ca），以蜗牛的体长作为结局变量 y，并采用线性混合效应模型完成了回归分析。（见图 3.199）

$$y_{ij} = a_1\,\text{time}_{ij} + a_2\,\text{Ca}_j + a_1\,\text{time}_{ij} \cdot \text{Ca}_j + b_0 + b_{1j} + \varepsilon_{ij}$$

蜗牛体长相关因素的混合效应模型分析

变量	回归系数	标准误	统计量	p	回归系数的 95%CI
time	4.53	0.04	108.52	<0.001	(4.45, 4.62)
Ca	-0.16	0.58	-0.28	0.778	(-1.31, 0.98)
time·Ca	0.73	0.08	9.39	<0.001	(0.58, 0.89)
常数	11.91	0.31	38.22	<0.001	(11.30, 12.52)

$$y = 4.53\,\text{time} - 0.16\,\text{Ca} + 0.73\,\text{time} \cdot \text{Ca} + 11.91$$

图 3.199

我们首先观察到交互效应项（time·Ca）的假设检验结果显示具有统计学意义（回归系数 = 0.73，$p < 0.001$），因此我们认为时间与钙补充之间存在交互效应。

如何解读这一结果呢？我们可以将钙补充的两种情况分开来解读。

对于没有补充钙剂（即 Ca = 0）的蜗牛，我们将 Ca = 0 代入方程。由于存在因子 0，包含 Ca 的项都将等于 0，方程中仅剩下时间项和截距项。在线

性假设的前提下，这表示蜗牛的体长与时间的回归关系为：蜗牛每经过一周，其体长增加 4.53 毫米。（见图 3.200）

y =4.53·time-0.16·Ca+0.73·time·Ca+11.91

常规喂养组： Ca=0
y =4.53·time   -0.16·**0**   +0.73·time·**0**   +11.91
  =4.53·time   -0   +0   +11.91
  =4.53·time + 11.91

钙剂补充组： Ca=1
y =4.53·time   -0.16·**1**   +0.73·time·**1**   +11.91
  =4.53·time   -0.16   +0.73·time   +11.91
  =(4.53+0.73)time + (11.91-0.16)

图 3.200

而对于补充了钙剂的蜗牛（即 Ca = 1 时），回归方程中包含了 Ca 项以及 Ca 与 time 的交互项。由于 Ca = 1，我们可以合并同类项，此时 time 前面的回归系数变为 4.53+0.73。这意味着，当蜗牛摄入钙补充剂时，其每周体长的变化不仅包括了一般饮食状况下的增长量（4.53 毫米），还额外有一部分增长是由于钙剂的补充所带来的（0.73 毫米）。换句话说，补充钙剂的蜗牛每经过一周，其体长会增加 4.53+0.73 = 5.26 毫米，这比没有吃钙片的蜗牛多增加了 0.73 毫米。

将这两组蜗牛的回归方程以图形方式表示，就是图 3.201 所示的样子。

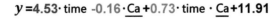

y =4.53· time -0.16·Ca +0.73· time · Ca+11.91

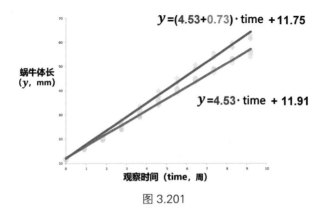

图 3.201

看到了吧，补钙这件事对蜗牛体长增长的影响可不小。在常规饮食下，蜗牛每周体长增加 4.53 毫米。但补钙后，体长增长获得了一个"额外的增幅"，每周能多增加 0.73 毫米。这个增幅正是钙剂补充与时间共同作用的结果，也就是交互效应项所体现的，并且这种效应随着时间的推移逐渐显现。很明显，吃了钙片的蜗牛长得更快了。

交互效应小结

总结一下，在线性模型中，交互效应可以这样理解：当两个或更多因素同时作用时，它们产生的效果不仅仅是各自单独作用的简单相加，还会因为它们的"协作"而产生额外的效果。

不过，最后要提醒大家的是：

（1）和所有统计分析方法一样，探讨交互效应也需要基于临床的认识基础和合理的临床思维逻辑。别盲目尝试"交互一下试试看"，这样可能会让你不知所云，或者无法解释结果的意义。

（2）充分的样本含量是探索交互效应的必要前提。

（3）在没有充分临床知识准备的情况下，请避免进行多个因素交织在一起的高阶交互分析，因为它的含义往往难以解释。

3.3.3 Logistic 回归：Logistic 回归好像比线性回归还要常用

在解读临床信息的关联性时，多变量回归分析，特别是关联性分析，是一种重要的方法。在前面的章节中，我们已经分享了线性回归分析的内容。然而，在阅读文献时，我们发现线性回归并不是最常见的分析方法。相反，一种名为 Logistic 回归分析的方法似乎更为常见。这是为什么呢？

这是因为线性回归分析方法是基于正态分布数据和变异来源分解的思路来实现的，所以我们看到线性回归的结局变量（因变量）都是连续变量。而且，由于线性回归方法本身的特性，分析过程还需要充分考虑数据的分布特征。故而在线性回归中，结局变量通常是服从正态分布的连续变量。

然而，在临床过程中，我们需要分析的信息远比线性回归能覆盖的范围要丰富得多。例如，在临床决策中，对于二分类情况（如有效／无效、高危／非高危、能耐受／不能耐受等）的明确判断，实际上是最符合临床需要、最明确且最具有临床指导意义的判断方式。（见图 3.202）

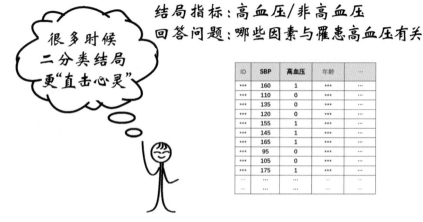

结局指标：SBP（mmHg）
回答问题：哪些因素与血压水平有关

结局指标：高血压/非高血压
回答问题：哪些因素与罹患高血压有关

很多时候
二分类结局
更"直击心灵"

ID	SBP	高血压	年龄	...
***	160	1	***	...
***	110	0	***	...
***	135	0	***	...
***	120	0	***	...
***	155	1	***	...
***	145	1	***	...
***	165	1	***	...
***	95	0	***	...
***	105	0	***	...
***	175	1	***	...
...	...	...	...	...

图 3.202

因此，在临床研究中，针对二分类结局的关联因素分析成为了一种广泛应用的分析方法。在这个主题中，二元 Logistic 回归是我们最常用的方法之一。为了更快地理解它，回顾一下线性回归是很有必要的。实际上，二元 Logistic 回归和线性回归在工作原理上有很大的相似之处。

在线性回归中，我们已经了解到，回归系数是衡量自变量对因变量影响强度的重要指标。回归系数的绝对值越高，回归线就越陡峭，意味着随着自变量的变化，因变量的变化也会越大，影响也就越强烈。（见图 3.203）

在多变量线性回归分析中，我们通过模型构建，能够将每个自变量对因变量的作用分别进行拆解，并用各自的回归系数来表示。这样，每个自变量

与结局指标的关联和影响就被清晰地解读出来了。（见图 3.204）

这种工作机制在多种我们常用的多变量回归分析中都是通用的。（见图 3.205）

不仅仅是 Logistic 回归，同样常用的生存分析方法中的多变量 Cox 回归也会用到这个方法（详见章节 3.4.2）。

那么，问题来了：

Logistic 回归是怎么工作的呢

毕竟我们面对的结局变量不再是连续变量，而是二分类的属性。直接将数据放入线性模型可能并不合适。那该怎么办呢？（见图 3.206）

这时，我们需要对结局指标进行变换。有一个巧妙的方法，可以将二分类的数据成功转化为连续变量，这就是概率——阳性结局发生的概率。

我们都知道，概率 P 是一个在 0 到 1 之间变化的值。$P = 0$ 表示肯定不会发生的事件，而 $P = 1$ 则表示肯定会发生的事件。因此，当我们观察到一个阳性结局时，就相当于观察到了一个 $P = 1$ 的事件；而如果收集到一个阴性结局，就相当于观察到了一个 $P = 0$ 的事件。这样一来，利用阳性结局的发生概率，我们的

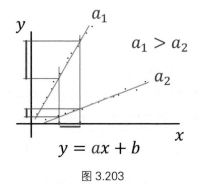

$$y = ax + b$$

图 3.203

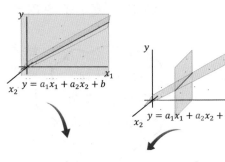

$$y = a_1x_1 + a_2x_2 + b$$

图 3.204

线性回归模型：

$$y = \beta_0 + \beta_1 x_1 + \beta_2 x_2 + \beta_3 x_3 + \cdots$$

Logistic 回归模型：

$$Logit(P) = \beta_0 + \beta_1 x_1 + \beta_2 x_2 + \beta_3 x_3 + \cdots$$

Cox 回归模型：

$$\frac{h(t,x)}{h_0(t)} = \mathrm{Exp}\left(\beta_1 x_1 + \beta_2 x_2 + \beta_3 x_3 + \cdots\right)$$

图 3.205

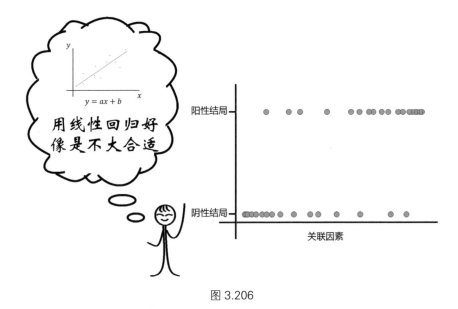

图 3.206

结局指标就变成了连续变量。（见图 3.207）

　　所以，二元 Logistic 回归分析的结局指标必须是 0 和 1 两个取值。如果你递交的数据表中不是用 0 和 1 表示的，那么必须转换成 0 和 1 再进行分析。因为结局代表的是概率，所以我们没有其他选择。

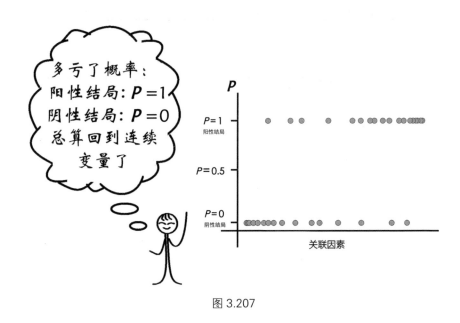

图 3.207

因此，一般来说，在给研究数据编码时，只要遇到二分类变量，我们通常建议大家用 0 和 1 进行编码。如果研究有倾向性，那么请把你更"关注"的那一类编码为 1，另一类则编码为 0。例如，对于有家族史的情况，可以编码为 1，没有家族史的情况编码为 0；吸烟的情况编码为 1，不吸烟的情况编码为 0。给性别编码时，将男性还是女性定义为 1 并不像前面几个变量具有那么明确的倾向性，但你需要清楚如何赋值，以便解释结果。同时，在结果中也要说明，以便读者能理解哪一个类别出现阳性结局的可能性更高。

不过，工作到这里还没有结束。接下来的分析过程还需要对结局指标 P 进行变换，我们称之为 logit 变换。通过这个变换，方程回到了线性的轨道上。因此，Logistic 回归模型也被称为广义线性模型之一。（见图 3.208）

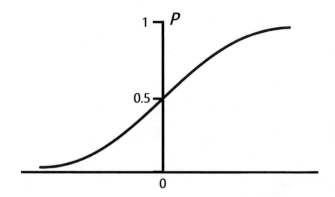

$$Logit(P) = \ln\left(\frac{P}{1-P}\right) = \beta_0 + \beta_1 x_1 + \beta_2 x_2 + \beta_3 x_3 + \cdots$$

图 3.208

所以，纳入多变量同时考虑多个因素对研究结局影响的分析策略也还是一如既往的好用。

我们在前文中说过，回归分析表达关联关系靠的是回归系数。但在 Logistic 回归分析中，我们经常读到的关联强度是一个叫 OR 值的参数，而回归系数则较少提及。

那么，我们先来简单回顾一下 OR 值的含义吧。OR 值是表达关联强度的指标，这个指标的详细介绍我们放在了病例–对照研究的章节 4.1.1 中。

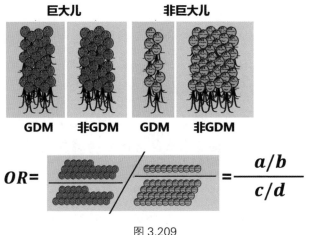

图 3.209

比如，我们想探讨妊娠期糖尿病是否会增加分娩巨大儿的风险。为此，我们调查了一组巨大儿以及与他们同时间段内出生的正常体重新生儿（注意，这里只是用图示来说明问题，并非基于真实的调查数据）。我们根据他们的母亲在妊娠期是否伴有妊娠期糖尿病（GDM）的情况进行了分类。这样，研究对象就被分为了四个类别。那么，OR 值如何帮助我们解读这种关联强度呢？如果与正常出生体重的新生儿相比，巨大儿中母亲妊娠期糖尿病的比例更高，这是否就能说明妊娠期糖尿病会增加分娩巨大儿的风险呢？（见图 3.209）

$$OR= \dfrac{}{} \Big/ \dfrac{}{} = \dfrac{a/b}{c/d}$$

OR>1 阳性结局的可能性增加（危险因素）
OR=1 有它没它一个样（没有关系）
OR<1 阳性结局的可能性降低（保护因素）

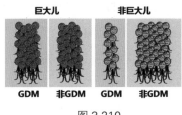

图 3.210

所以，当 $OR > 1$ 时，研究特征的出现会增加阳性结局的可能性（在关注的结局令人不悦时，比如出现巨大儿，我们称之为危险因素）。反之，当 $OR < 1$ 时，研究特征的出现会降低阳性结局的可能性。同样地，在针对不良结局的研究中，我们称之为保护因素（见图 3.210）。

OR 值是怎么算出来的

这自然离不开回归系数。以自然对数为底的回归系数次幂就是 OR 值，这个函数可以表示为 Exp（β）。在很多统计软件的计算结果中，需要通过这个词来读取你关心的 OR 值（见图 3.211）。

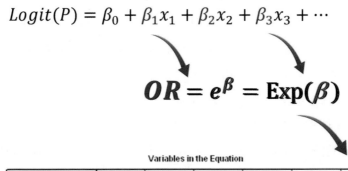

$$Logit(P) = \beta_0 + \beta_1 x_1 + \beta_2 x_2 + \beta_3 x_3 + \cdots$$

$$OR = e^{\beta} = Exp(\beta)$$

Variables in the Equation

		B	S.E.	Wald	df	Sig.	Exp(β)
Step 1	治疗分组	1.259	.372	11.439	1	.001	3.520
	SEX	-1.249	.554	5.082	1	.024	.287
	AGE	.008	.020	.154	1	.694	1.008
	病程	.046	.041	1.258	1	.262	1.047

图 3.211

更重要的是，多变量回归的一个重要作用是在多影响因素共同作用的场景下，将它们各自的影响和作用逐一分离出来，让我们在排除其他干扰的情况下认识关联特征和强度。在大量的研究过程中，特别是观察性研究，我们几乎不可能做到充分的组间均衡，总会有多个因素混杂在一起共同产生作用。因此，能够直接将数据放入前文提到的"四个格子"的情况并不多见。所以，在大量的研究工作中，我们经常借助 Logistic 回归分析，在扣除其他因素影响的前提下，估算 OR 值，从而获得关联强度。

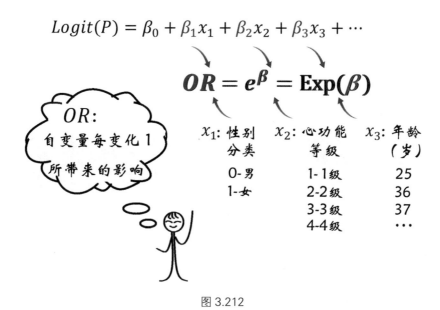

图 3.212

不过，虽然估算的方法可能有所不同，但 OR 值的意义始终保持一致。而且，除了我们之前提到的二分类因素，当研究因素为等级变量、连续变量或多分类变量时，都可以进行估算。（见图 3.212）

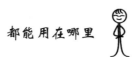

都能用在哪里

Logistic 回归在关联性分析中应用广泛，是我们的"主力打法"之一。

此外，由于概率在方法中的巧妙应用，Logistic 回归也是我们在预测模型分析中常用的工具，用于完成模型的构建。

近年来，PS 评分方法应用广泛，其主要思想是通过综合多个相关因素，计算研究对象进入研究组的概率。而构建 PS 评分的最常用方法正是 Logistic 回归。

从数据的属性来看，分析二分类结局是最常用的方式。然而，Logistic 回归分析家族并不仅限于处理二分类结局。当结局为有序分类变量或无序分类变量时，同样有相应的方法进行分析。不过，它们的使用场景远没有二元 Logistic 回归那么广泛。这其中的原因不仅与研究资料的特征有关，更重要的是因为二分类结局在临床工作中最明确、最方便操作，也最具有临床指导意义。

3.4 生存分析

3.4.1 Kaplan-Meier 曲线 · 累积生存率 · Number at Risk

在临床研究中，有这样一类研究，我们关注的临床结局是特定的事件，如死亡、复发、症状消失或疾病痊愈等。在很多情况下，我们不仅关心这些事件是否会发生，还关心它们发生的具体时间。然而，由于研究周期的限制和患者依从性的差异，我们无法追踪到所有结局事件的发生。

那么，面对这样的数据，我们该如何进行统计分析呢？当然有办法。由于这类方法最初被应用于针对死亡结局的分析，因此这类分析被称为"生存分析"。其中，Kaplan-Meier 方法是一种有效的手段，可以帮助我们描述生存结局（或终点事件）的发生情况。

为了方便理解，我们以疾病死亡为例来回顾一下这类研究的过程。

首先，我们用横轴表示研究的时间轴。随着研究的开始，患者开始被纳入研究（见图 3.213）。

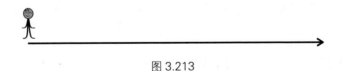

图 3.213

随着时间的推移，越来越多的患者加入到研究中（见图 3.214）。

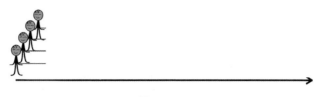

图 3.214

继续我们的观察，开始有患者出现了我们所期待的终点事件。像这样获得了终点事件的观察数据，我们称其为"完全数据"（见图 3.215）。

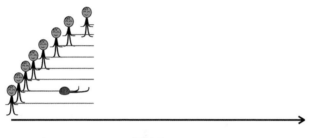

图 3.215

当然，也有患者在没有出现所期待的终点事件的情况下离开研究，比如失访的患者。此类未能获得终点事件发生情况的数据，我们称之为"删失数据"（见图 3.216）。

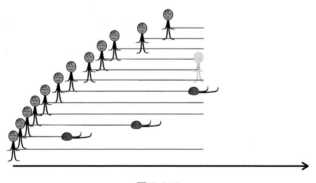

图 3.216

随着时间的推移，越来越多的患者出现了我们所期待的终点事件，当然也有不少人悄悄离开研究（见图 3.217）。

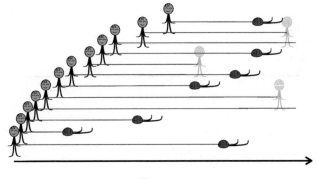

图 3.217

当然，到了研究结束的时刻，也一定会有那些一直陪伴我们、但始终没有出现预期终点事件的患者，他们因为研究的终止而不得不离开（见图 3.218）。

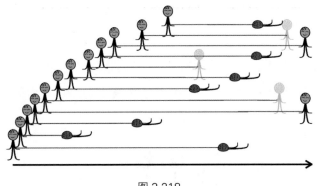

图 3.218

面对这样的数据，我们应该如何描述他们的生存特征呢？很显然，仅仅根据患者是否观察到预期的终点事件来将他们分为两类是不公平的（见图 3.219）。

因为删失病例完全有可能是因为观察时间不足，而导致未能及时观察到预期的终点事件。从终点事件的观察角度来看，删失数据的信息是不完整的。我们并不知道这样的病例会在什么时刻发生我们期望看到的终点事件，而仅仅知道在他们的随访时间内，这个病例没有出现期待的终点事件。

在这种情况下，采用生存分析方法才是合理的选择。其中，Kaplan-Meier 方法是一种可以帮助我们描述终点事件的发生率的有效手段。

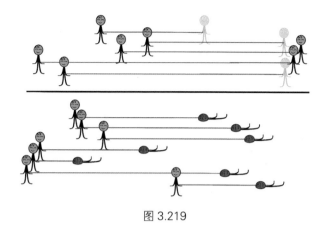

图 3.219

要怎么做呢?

首先,我们需要把所有研究对象按照随访时间的长度进行整齐排列(当然,这个过程不需要手工完成,有软件可以帮我们处理,我们只需要理解其中的原理就好,见图 3.220)。

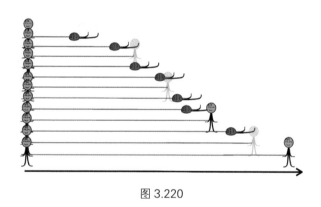

图 3.220

接着,我们绘制曲线。至于如何绘制,稍后再详细解释。现在,我们先来看看这条曲线能告诉我们什么信息:它的横轴代表时间,纵轴代表生存率(见图 3.221)。

也就是说,Kaplan-Meier 曲线为我们展示了患者生存率随时间变化的特征。它完美地将时间因素考虑在内,各个时间点的生存率值也被称为时点生存率。

在这条曲线上,有许多绿色的十字标记(有些图线可能会省略它们,这也是可以的),它们对应的是删失数据的随访时间长度(见图 3.222)。

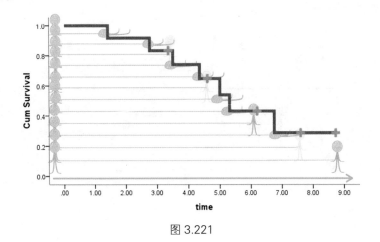

图 3.221

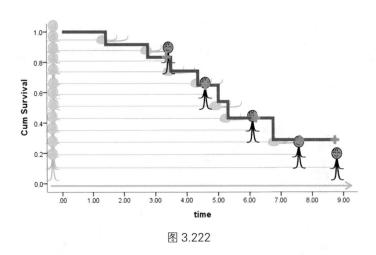

图 3.222

　　生存曲线呈现折线的样子，每一个"台阶"都对应着一个发生终点事件的时间点（见图3.223）。也就是说，每次有终点事件出现的时刻，都会计算一次生存率，然后把这些生存率用折线连接起来，就构成了生存曲线。

　　那么，关键的问题来了，这个生存率是怎么算出来的呢？

　　在研究的起始处，生存率当然是100%（见图3.224）。

　　接下来，我们看第一个事件出现的时刻（见图3.225）。在这个事件发生时，共有12例患者处于观察中，其中一人出现终点事件。所以，死亡人数是 $1/12 = 0.0833$，生存人数是 $11/12 = 0.9167$。于是，生存率就这样计算出来了：91.67%。

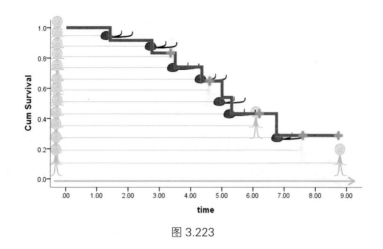

图 3.223

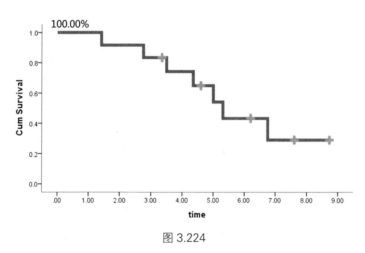

图 3.224

那么，后面的点又该如何处理呢？我们来看第二个点吧（见图 3.226）。

在这个时段，共有 11 人坚持随访，其中一人发生终点事件，10 人生存。所以，这个时段的生存概率为 10 / 11 = 0.9091。由于这个时刻的生存情况是在上一个时间点的基础上产生的，因此，这个时点的累积生存率也要基于上一个时间点的生存率来计算。具体计算为：

$$0.9167 \times 0.9091 = 83.33\%$$

接下来，我们看第三个事件发生的时刻（见图 3.227）。

在第三个结局事件发生之前，已经有一例删失病例出现，所以到这时，

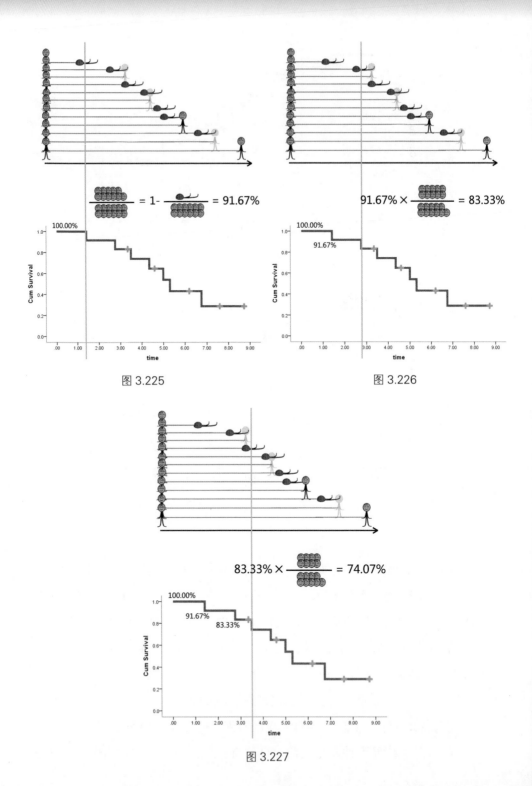

图 3.225

图 3.226

图 3.227

仅余 9 人在随访过程中，其中一人发生终点事件，生存率为 8 / 9 = 0.8889。同样的，基于前一时刻的生存率来计算本时刻的累计生存率，就是：

$$0.8333 \times 0.8889 = 74.07\%$$

由此可见，Kaplan-Meier 方法在计算生存率的过程中充分利用了删失数据所提供的不完全信息。虽然我们不能确定这个病例会在什么时候发生终点事件，但是我们至少知道了在随访时间段内这个病例是没有发生终点事件的。所以在计算累计生存率的时候，在他的随访时间内，他被作为未发生结局的病例参与计算，删失后则从观察病例中移除。

如此往复，我们可以获得完整的生存曲线（见图 3.228），它展示了各时点的累计生存率，这是由此前所有时点的生存概率连乘获得的。因此，这个推演生存率的方法还有一个很雅致的名字：乘积极限法。

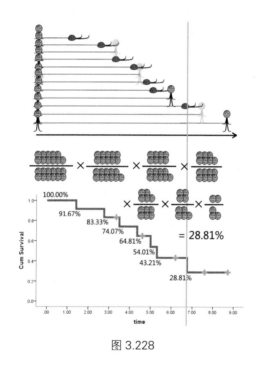

图 3.228

有时候，在生存曲线下面还会报告一列数字：Number at Risk（当然，有时也会有其他的数据被报道，下面会简要提到，它们的报告目的和原则是类似的）（见图 3.229）。

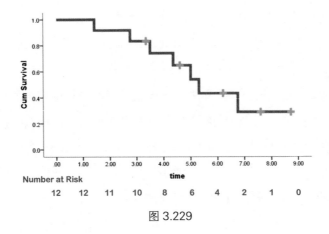

图 3.229

这究竟是什么呢？这其实表示的是曲线上各个时间点所对应的、仍然暴露于结局风险的人数。

比如说，在研究的起始点，所有的研究对象都在接受观察，也就是说，每一个人都面临着结局事件的风险。在这个时刻，"Number at Risk"指的就是研究一开始纳入的总人数。（见图 3.230）

随着时间的推移，出现了结局事件和删失病例，那些仍然存续并暴露于终点事件风险的人数开始逐渐减少。（见图 3.231）

直到研究的最后阶段（见图 3.232），你只需要数一数上半张图里有多少条线穿过这个时刻，就能知道有多少人还暴露于风险之中。（见图 3.233）

那么，既然生存率已经在图上清晰地表示出来了，为什么还要标上这个数字呢？其实，这个数字能够描绘出随着随访时间的延长，病例数量的减少过程。它说明了生存率是在多大的样本量下估算出来的。显然，基于 1000 个观察对象计算出的率值，要比只用 3 个人算出来的率值可靠得多。（见图 3.234）

在研究过程中，随着时间的推移，病例数会逐渐减少，到了最后的时刻，数据往往已经非常零散了。因此，报告这个数值可以帮助读者更清晰地了解各个时间点上研究病例的数量情况，从而更好地理解生存率的估算准确性和可靠性。

为了充分展现病例的随访过程，有时各个时间点所对应的累积终点事件数和累积删失数也会被一并报告，这样可以将随访、事件和删失的情况都清

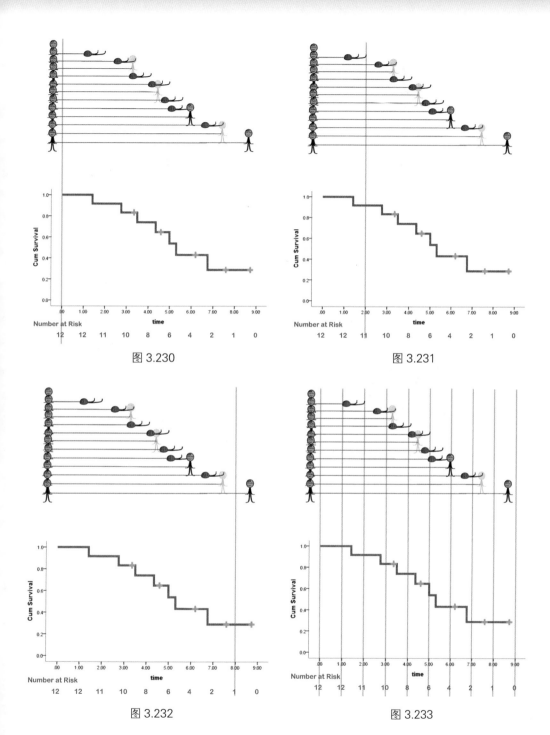

图 3.230

图 3.231

图 3.232

图 3.233

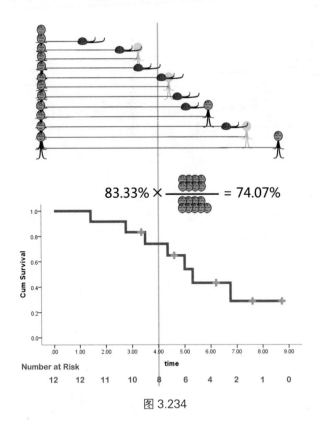

$$83.33\% \times \frac{\text{⬤⬤⬤⬤}}{\text{⬤⬤⬤⬤}} = 74.07\%$$

图 3.234

晰、完整地呈现出来。（见图 3.235）

综上所述，生存曲线为我们直观地描绘了结局事件的显现过程，具体表现为随着终点事件的出现，生存率逐渐下降（见图 3.236）。

另外，我们也可以改变纵坐标的表达方式，用随着时间的推移，终点事

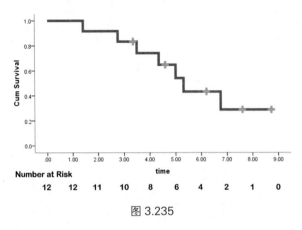

图 3.235

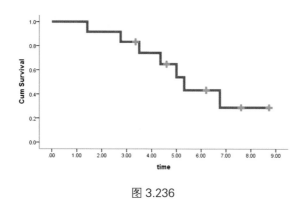

图 3.236

件发生率逐渐增高的方式来展示（见图 3.237）。

当然，我们还有机会对两条或多条生存曲线进行直观地描绘，并且可以通过假设检验（如常用的 Log-Rank 检验）来进一步分析它们之间的差异（见图 3.238）。

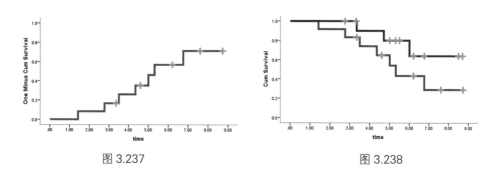

图 3.237　　　　　　　　　　　　　　　　　图 3.238

这就是生存曲线，它并不复杂，但却非常有用。

3.4.2　Cox 回归模型：听说生存曲线一交叉 Cox 回归模型就不能用啦？

回归分析，尤其是多变量回归分析，是我们解读信息间关联性的重要工具。针对要分析的结局指标的特性，我们会选择不同的分析方法。当结局指标是服从正态分布的连续变量时（例如分析影响血糖水平的因素），我们会采用线性回归分析方法；而当结局是二分类属性（例如分析可能导致早产的危险因素）时，我们就会运用 Logistic 回归分析。那么，针对临床结局事件，比如肿瘤复发的影响因素，我们同样也需要有相应的分析方法。这时，就要提到一位统计学界的前辈——David Roxbee Cox（1924—2022）先生。

他在 1972 年提出了 Cox 比例风险回归模型，帮助我们实现了对生存结局的关联因素分析。从此，Cox 回归就成了我们生存分析中最常用的工具。

那么，Cox 回归是如何工作的呢？我们从它的"样貌"开始了解吧。（见图 3.239）

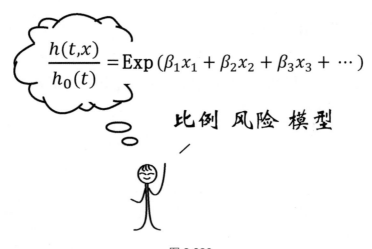

$$\frac{h(t,x)}{h_0(t)} = \text{Exp}\left(\beta_1 x_1 + \beta_2 x_2 + \beta_3 x_3 + \cdots\right)$$

比例 风险 模型

图 3.239

Cox 回归模型被称为比例风险模型。在这个模型中，结局指标，我们通常习惯放在"y"的位置，是一个比值。而模型的右边，则是我们在线性回归和 Logistic 回归中已经熟悉的多项式形式。（见图 3.240）

也就是说，右边的一系列因素（x_1，x_2，x_3 …）各自对左边的比值产生影响。

在学习 Cox 模型的初期，我曾有一个疑问：Cox 回归分析能帮我们预测生存时间吗？（见图 3.241）

答案是不能。你看，整个公式中并没有涉及时间长度，它的工作目标是分析比值，与时间长度没有关系。

它是如何工作的呢？我们先通过一个简单的方程来理解：比如，我们想

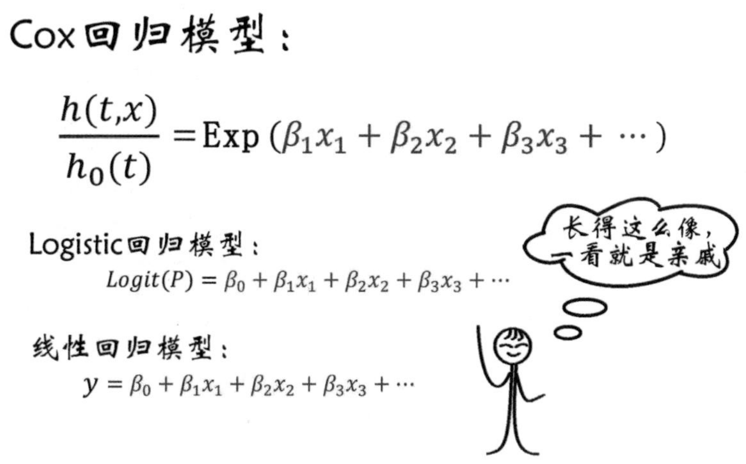

Cox回归模型：

$$\frac{h(t,x)}{h_0(t)} = \text{Exp}\left(\beta_1 x_1 + \beta_2 x_2 + \beta_3 x_3 + \cdots\right)$$

Logistic回归模型：

$$Logit(P) = \beta_0 + \beta_1 x_1 + \beta_2 x_2 + \beta_3 x_3 + \cdots$$

线性回归模型：

$$y = \beta_0 + \beta_1 x_1 + \beta_2 x_2 + \beta_3 x_3 + \cdots$$

长得这么像，一看就是亲戚

图 3.240

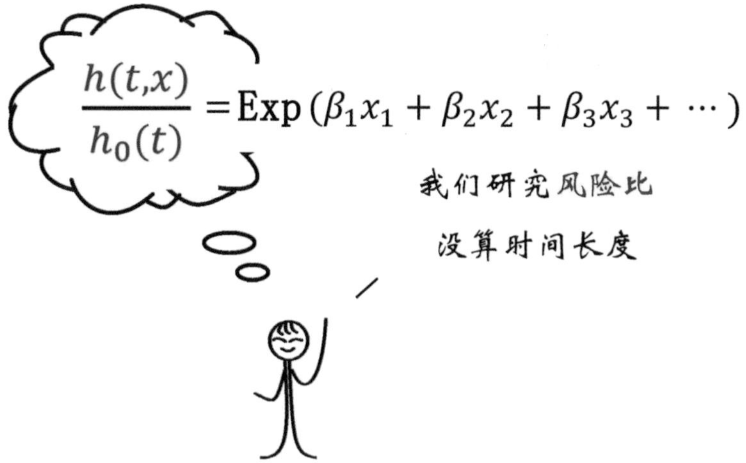

$$\frac{h(t,x)}{h_0(t)} = \text{Exp}\left(\beta_1 x_1 + \beta_2 x_2 + \beta_3 x_3 + \cdots\right)$$

我们研究风险比

没算时间长度

图 3.241

要探讨在肿瘤根治术中发现淋巴结转移对治疗预后以及总生存期的影响。为此，我们连续收集了研究时间段内的确诊病例，并进行了随访，然后绘制了生存曲线。（见图 3.242）

从图中可以看到，出现淋巴结转移的一组（红色曲线，$x = 1$）的结局事件出现得更快一些。那么，这个影响具体有多强呢？这时，Cox 回归分析就可以派上用场了。（见图 3.243）

Cox 比例风险模型的等式左侧，即结局指标的比值，表示的是在某一特

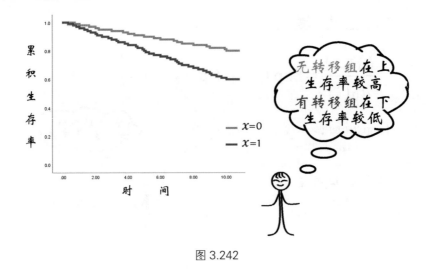

图 3.242

$$\frac{h(t,x)}{h_0(t)} = \mathrm{Exp}\left(\beta_1 x_1 + \beta_2 x_2 + \beta_3 x_3 + \cdots\right)$$

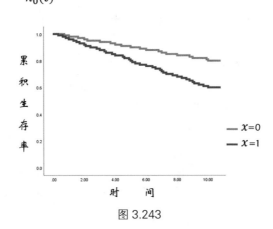

图 3.243

定时刻，具有淋巴结转移的个体（$x=1$）的死亡风险函数 $h(t, x)$ 与不具有淋巴结转移的个体（$x=0$）的死亡风险函数 $h_0(t)$ 之间的比值，这个比值也被称为风险比。风险比的大小由等式右侧的回归系数所表示的影响强度来决定。（见图 3.244）

　　在 Cox 回归分析的结果报告中，我们一定会看到一个关联强度指标，那就是风险比（HR）。正如我们在回归分析章节中多次提到的，回归分析中关联强度的获得都是以回归系数为基础的。在 Cox 回归分析中也是如此，HR

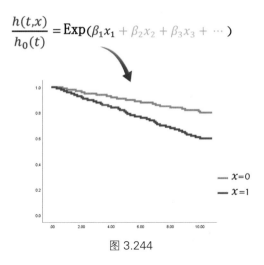

$$\frac{h(t,x)}{h_0(t)} = \text{Exp}(\beta_1 x_1 + \beta_2 x_2 + \beta_3 x_3 + \cdots)$$

图 3.244

是通过回归系数的幂函数计算得到的。这里提到的自然对数 "e" 可能是我们中学时的旧知识，但即使我们暂时忘记了它的"来龙去脉"也没关系，只要记住 Exp（β）这个表达式就好了——它就是 *HR*。（见图 3.245）

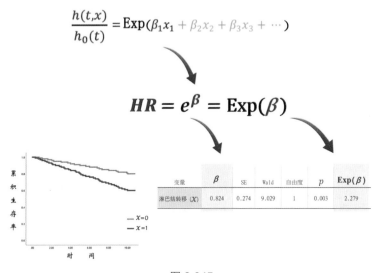

$$\frac{h(t,x)}{h_0(t)} = \text{Exp}(\beta_1 x_1 + \beta_2 x_2 + \beta_3 x_3 + \cdots)$$

$$HR = e^\beta = \text{Exp}(\beta)$$

变量	β	SE	Wald	自由度	p	Exp(β)
淋巴结转移 (X)	0.824	0.274	9.029	1	0.003	2.279

图 3.245

和 Logistic 回归中 *OR* 值的解读相似，它们都是通过比值的大小来表达不同水平在结局指标上的作用。在前面的例子中，我们得到了淋巴结转移的 *HR* = 2.279，这意味着发生淋巴结转移的病例的死亡风险是没发生淋巴结转移的病例的 2.275 倍。从图上也可以看出，淋巴转移组的生存曲线位于未转移组的下方，显然其结局时间更早。同理，当 $HR < 1$ 时，表示风险降低；当 $HR = 1$ 时，表示组间风险相近，该因素与结局无关。

那么这个风险比 2.279 指的是哪个时间点的呢？——实际上是任意时刻（见图 3.246）。

从方程中我们可以看出，这个比值表示的是在任意时刻，两组出现死亡结局的风险程度的比。在 Cox 回归中，它的前提假设是在整个生存分析的时间过程中，任意时间点上两组的风险比都是一致的，都等于这个 HR。

然而，这么理想的生存曲线在实际中并不常见。我们平时看到的曲线往往并不是这个完美的样子，有点"扰动"也是情理之中的（见图 3.247）。

$$\frac{h(t,x)}{h_0(t)} = \text{Exp}\left(\beta_1 x_1 + \beta_2 x_2 + \beta_3 x_3 + \cdots\right) \qquad \frac{h(t,x)}{h_0(t)} = \text{Exp}\left(\beta_1 x_1 + \beta_2 x_2 + \beta_3 x_3 + \cdots\right)$$

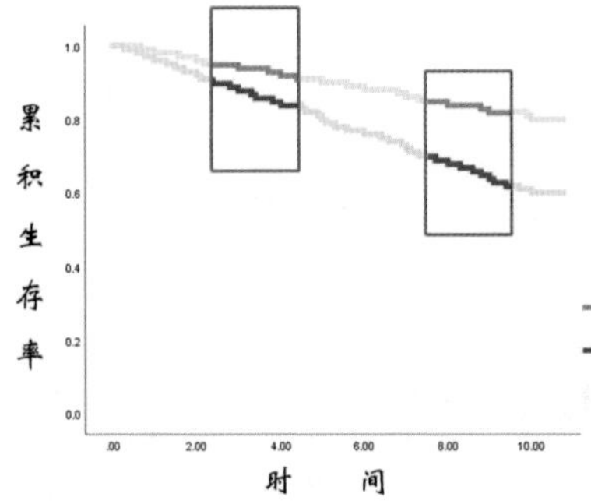

图 3.246

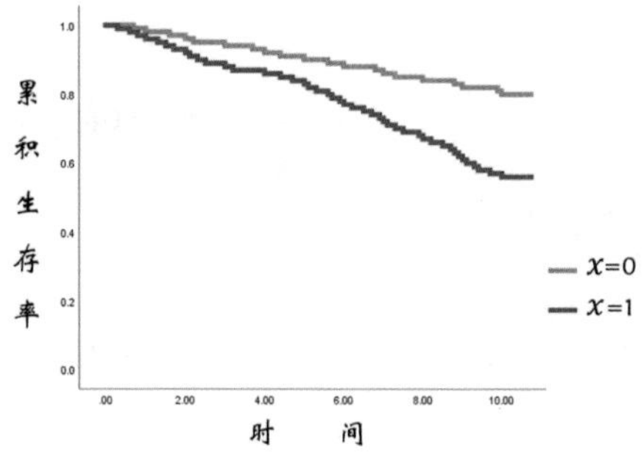

图 3.247

那么，到了怎样的程度就叫偏离了这个假设，Cox 回归不再适用了呢？

这就是我们经常听到的那个原则：如果两条曲线交叉了，那么 Cox 回归就不再适用了（见图 3.248）。

其实也不难理解，两条线的下降过程并不那么"平顺"也是正常的。只要它们没有翻转位置，我就知道下面的那条线总是比上面的更容易达到终点。只是这个风险的强度在不同时间点可能并不完全一样（见图 3.249）。

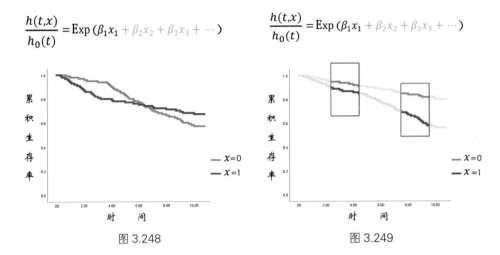

图 3.248　　　　　　　　　　　　　　　图 3.249

即便如此，我们仍然可以使用"平均"水平来从整条曲线的角度进行表达，这对我们了解整体状况也是很有帮助的。

然而，当两条线交叉时，情况就不同了。最关键的是，在不同的时间段，哪种状况的风险更高发生了彻底的变化，这是一个质的变化。在不同的时间段，哪种特征的群体更危险也发生了反转（见图 3.250）。

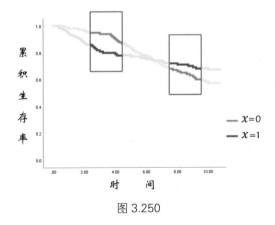

图 3.250

此时，我们无论如何也不好再用一个固定的值来表达全过程了。因此，Cox 回归中将全程任意时间点的风险比看作常数的分析思想也就不再适用了。

回到多变量的分析过程中，与风险比值相关的因素在等式右边组合成多项式，构成了主体结构。这与我们在线性回归和 Logistic 回归中已经熟悉的多项式形式相似：每一个因素的作用都通过其自己的回归系数来表达。这样，我们可以在考虑其他因素作用的情况下，估计每一个因素的作用。

风险比的含义与上面的单因素案例一致——

对于只包括单一二分类因素的分析过程，我们可以理解为：以 $x = 0$ 为基准的结局事件风险 $h_0(t)$，当 $x = 1$ 时，结局风险 $h(t,x)$ 与基准风险 $h_0(t)$ 的比值。

在多因素分析中，基准风险 $h_0(t)$ 代表的是所有自变量（x_i）都取 0 时的风险程度，而分子上的 $h(t,x)$ 则代表的是针对特定个体的自变量（x_i）特征属性，计算获得的结局事件风险。

因此，HR 值不仅仅可以针对二分类变量计算。在数学意义上，它代表的是每变化一个单位所带来的影响。所以，无论是赋值为 0 和 1 的二分类变量，还是赋值为 0，1，2，3，4 的等级变量，或一个测量所得的数值（比如年龄），这个 HR 所代表的都是自变量（x）数值上变化 1 所带来的风险变化。（见图3.251）

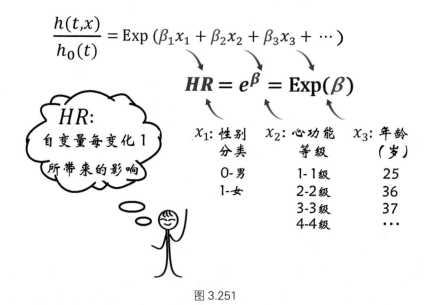

图 3.251

生存分析领域在持续发展，尽管 Cox 回归并非唯一的解决方案，但它仍是我们重要的工作方法，并且其自身也在不断演进。例如，考虑到随访过程中研究因素可能发生变化，这些变化的 x 因素对最终结果同样会产生影响，于是时间依赖变量的 Cox 回归分析方法应运而生。另外，我们关注的研究结局可能并非研究对象遭遇的唯一事件，该结局的发生可能受到其他事件的干扰，因此，竞争风险模型的应用也日益广泛。

总之，学问无止境，不断前行与探索是我们共同努力追求的方向。

3.5　诊断能力评价

3.5.1　灵敏度与特异度：阳性检出率高就是好的诊断方法吗？

诊断能力作为关键的临床技能，一直是医生们关注的焦点。通过不断探索新的临床方法，以期为患者提供更便捷、经济、侵入性更小且更安全的诊断手段。因此，在临床研究中，评估诊断能力成为了一个持久且重要的主题。

那么，如何验证诊断能力呢？

由于差异性检验广受认可，一个很自然的想法是：

（1）选取一组已确诊的病人和一组明确排除的非病患作为对照。（见图3.252）

（2）对这两组都进行相同的诊断试验。（见图 3.253）

（3）接着，比较两组的阳性率。如果阳性率存在显著差异，并且这种差异具有统计学意义，那么就可以认为该诊断方法具有一定的诊断能力。（见图3.254）

类似的思路还出现在比较两种诊断方法的效能时：我们会选取一组已确

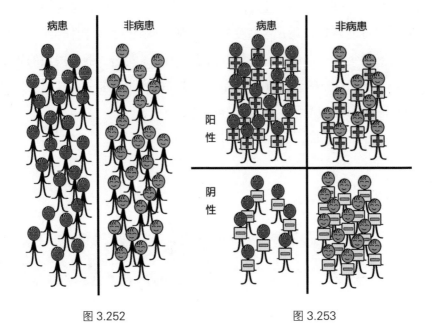

图 3.252　　　　　　　图 3.253

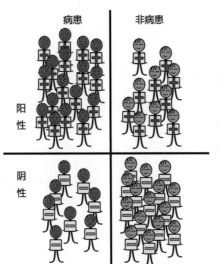

		疾病特征	
		病患	非病患
诊断结果	阳性	17	10
		(68.0%)	(40.0%)
	阴性	8	15
		(32.0%)	(60.0%)

$$\chi^2 = 3.945$$
$$p = 0.047$$

图 3.254

诊的患者（见图 3.255），对他们分别进行两种诊断试验（见图 3.256），然后比较其阳性检出率。当差异具有统计学意义时，便认为阳性检出率较高的方法是更优的选择（见图 3.257）。

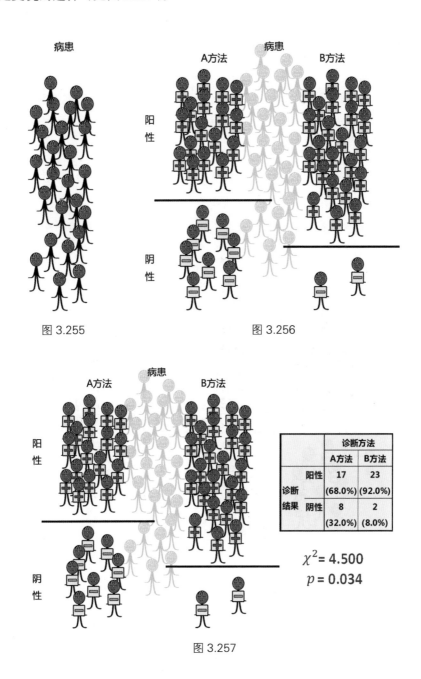

图 3.255

图 3.256

		诊断方法	
		A方法	B方法
诊断结果	阳性	17 (68.0%)	23 (92.0%)
	阴性	8 (32.0%)	2 (8.0%)

$\chi^2 = 4.500$

$p = 0.034$

图 3.257

然而，这种做法正是诊断能力评价中最常见的误区。为何说它"不太合适"呢？

首先，仅凭患者与非患者间的阳性检出比例不同，就能断定其诊断价值吗？似乎还欠缺一些考量。

诊断的核心在于区分患者与非患者。从这个角度出发，试验诊断方法在患者组与非患者组间获得有差异的结果，无疑是验证的重要一步（试想，如果两组的阳性率都相近，那显然无法区分患者与正常人）。但需要注意的是，组间率差异检验的目标是通过样本推断总体特征，其直接验证的是两组的阳性率差异。

诊断评价的关注点不再仅仅局限于群体层面。由于诊断是针对每一个个体的，因此我们迫切需要了解，在新建立的诊断方法下，我们正确诊断了多少病例，同时又误诊了多少，以及这个误诊比例是否已经低到临床医生们可以"容忍和接受"的程度。（见图 3.258）

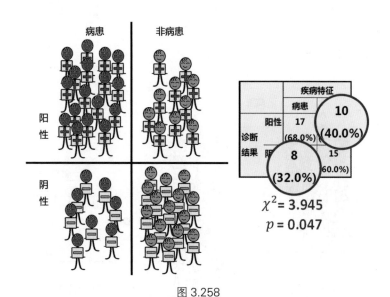

图 3.258

这并不是仅仅通过比较组间阳性率是否相同就能回答的问题。

再者，众所周知，p 值的大小会受到样本量的影响。在样本量不同的情况下，即使差异相同，p 值也会随着样本量的增大而减小。（见图 3.259）

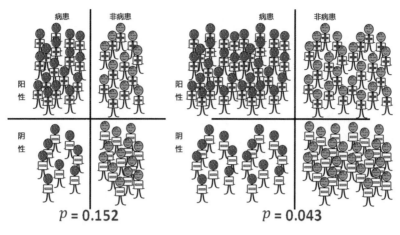

$p = 0.152$ $p = 0.043$

图 3.259

因此，仅仅依据差异性检验的 p 值来建立诊断方法是非常危险的。

在比较两种诊断方法时，同样采用差别性检验也会带来验证上的问题。当我们发现一种方法的阳性检出率更高时，很容易留下这种诊断方法更佳的印象。

然而，实际上，在这个时候，我们还不清楚这种较高的阳性检出率是以多少非病患的误诊为代价换来的。（见图 3.260）

所以，诊断能力评价的核心包括两个方面：一是准确找出病患，二是有

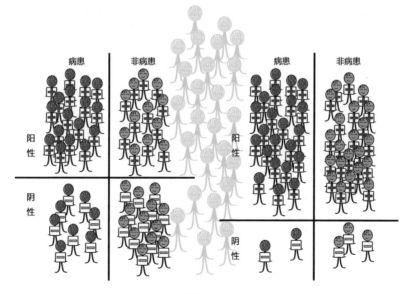

图 3.260

效排除非病患。这两个方面的能力验证都是不可或缺的。

于是，我们建立了诊断能力评价的方法学体系，其中最基本且最重要的统计学指标是灵敏度和特异度。这两个指标分别衡量了诊断方法找出真正病患的能力和将健康人正确排除的能力。

那么，这两个指标是如何计算的呢？过程如下：

首先，我们需要根据临床诊断的实际情况，精心挑选一批需要明确其疾病状态的对象作为研究样本。（见图 3.261）

接着，我们使用目前公认的金标准诊断方法对这些样本进行逐一诊断，以明确区分出病患与非病患。（见图 3.262）

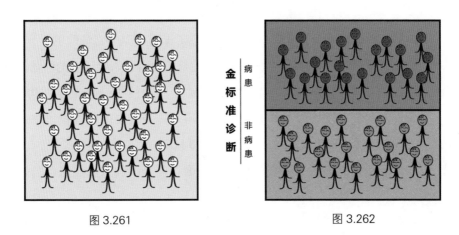

图 3.261   图 3.262

然后，我们再使用待评估的试验方法对同样的样本进行逐一检查，得出阳性或阴性的试验结果。（见图 3.263）

通过结合金标准诊断与试验诊断这两种方法，我们可以将所有的研究对象分为四种类型，并将这些信息整理在一个四格表中。这样，试验方法的诊断能力就得以直观地显现出来了。（见图 3.264）

如图所示：

a 方格：被试验方法判断为阳性的患者（这很好）；

b 方格：被试验方法判断为阳性的非患者（搞错了）；

c 方格：被试验方法判断为阴性的患者（搞错了）；

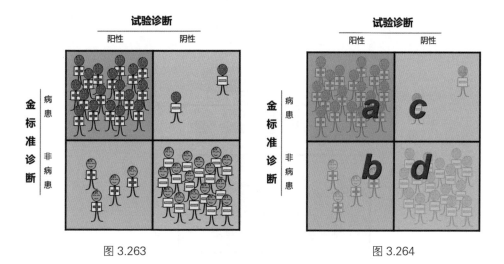

图 3.263　　　　　　　　　　　　　　图 3.264

d 方格：试验方法判断为阴性的非患者（这很好）。

我们的期待：站在 a、d 方格中的受试者比例越高越好（全在那里最好了，那"我"就是传说中的金标准），而 b、c 格子里的人越少越好。

那么，如何准确衡量试验方法与金标准诊断的接近程度呢？总不能让读者仅凭"目测"或"点数"来评估你的诊断能力吧。这时就该灵敏度和特异度隆重登场了：

灵敏度（sensitivity，*Se*）：表示在所有患者中，被试验方法正确诊断为阳性的比例。（见图 3.265）

特异度（specificity，*Sp*）：表示在所有非患者中，被试验方法正确诊断为阴性的比例。（见图 3.266）

显然，灵敏度和特异度的取值范围都在 0—1 之间，且越接近 1 表示性能越好。（见图 3.267）

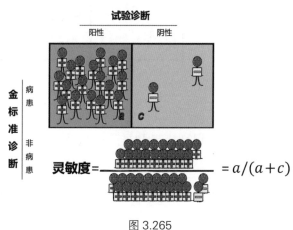

图 3.265

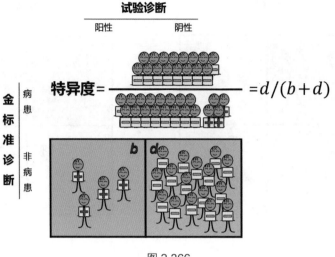

图 3.266

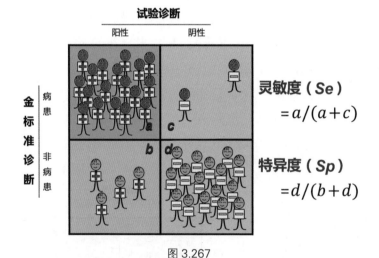

图 3.267

　　在诊断能力评价过程中，灵敏度和特异度是最核心的评价指标，因为它们分别体现了识别病患和排除非病患这两种基本能力，从而说明了鉴别患者与非患者的整体诊断能力。因此，在评价中这两者都至关重要，缺一不可。忽视其中任何一个都可能导致重要信息的遗漏，进而造成诊断能力的误判。

　　综上所述，诊断能力的评价是一个综合性的过程，并且最终的判断需要依据临床实际意义来制定相应的判定准则。其中，灵敏度和特异度是评价诊断能力最基础的指标。

当然，为了全面表达诊断能力，我们所需的指标远不止这几个。我们将在后续章节中结合实例进行更详细的介绍。

同时，需要强调的是，构建诊断能力研究时应从临床实际应用出发，确保研究对象的纳入标准与临床应用的实际病例特征和范畴相一致。否则，当研究对象的特征与临床应用时的病例不一致时，很可能无法获得准确的诊断能力评价，特别是可能导致对诊断能力的高估。

然而，当所采用的诊断指标是一个连续的测量值，如实验室检查经常呈现的那样，我们无法直接根据这个试验诊断结果一下子得出阳性或阴性的判断，因此也就无法直接计算灵敏度和特异度。那么，在这种情况下，我们该如何评价诊断能力呢？这时，ROC 曲线就能派上用场了。

3.5.2 ROC 曲线：愿得彩虹助诊断

在临床医疗领域，诊断能力的重要性不言而喻，因此相关的研究也备受关注。

上一节已经提及，对于最常见的二分类诊断结局，我们通常需要参照金标准，根据研究方法的阴性和阳性判定结果，计算灵敏度、特异度等诊断能力指标，以此来评估研究方法在临床状态判断上的能力。（见图 3.268）

然而，在许多临床

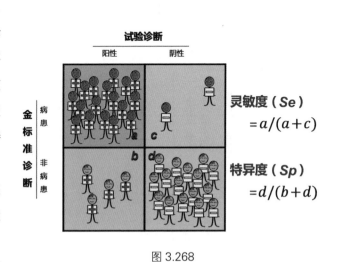

图 3.268

灵敏度（Se）
=a/(a+c)

特异度（Sp）
=d/(b+d)

过程中，我们研究的诊断指标往往是一个测量值（例如，化验诊断检查中的大量定量指标，如转氨酶、肌酐等），而不是直接获得的阳性／阴性二分类判断。（见图3.269）

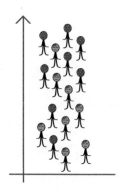

图 3.269

那么，在这种情况下，如何呈现诊断能力呢？ROC曲线便是一个得力助手。

ROC曲线，其全称为"受试者工作特征曲线"（receiver operating characteristic curve），可能是因为名字颇为学术，所以在实际应用中，大家更倾向于简称其为"ROC曲线"。

ROC曲线特别适用于以下情况：当我们想探究是否可以通过一个连续变化的指标（如血压）或一个等级指标（如肌肉力量分为0—5共6个等级）的水平高低来诊断某种特定疾病时。

在这类情况中，由于用于诊断的指标所得出的测量结果是变化的数值，而非阳性或阴性的分类结局，因此我们无法直接获得灵敏度、特异度等指标来评价诊断能力。

然而，我们知道，评价诊断能力必然需要回归到灵敏度、特异度等关键指标上。显然，我们需要将有序变化的指标进行二分类化，即找到一个合适的界值点，将其转化为阳性或阴性的诊断结果。但我们也发现，由于取值存在多种可能，当我们选择不同的界值点时，诊断结局也会随之改变。（见图3.270）

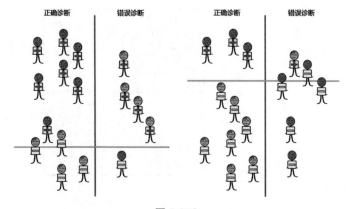

图 3.270

这该怎么办呢？毕竟，我们还不确定这个研究指标是不是真能帮我们诊断，就来探讨界值在哪里，是不是也很不严谨啊。

而 ROC 曲线正是解决这类问题的好帮手。ROC 曲线的构建，同样基于灵敏度、特异度这两个诊断能力评价的核心指标。它仿佛一位勤奋的数据处理师，针对研究样本中的数据特点，在所有可能的界值点上都完成一次二分类化的数据处理，并计算出相应的灵敏度和特异度。随后，将这些数值逐一在坐标系中标记并连接起来，便绘成了 ROC 曲线。（见图 3.271）

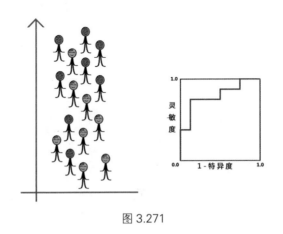

图 3.271

ROC 曲线的纵坐标代表灵敏度，横坐标则代表 1–特异度。由于灵敏度和特异度的取值范围均在 0—1 之间，因此，ROC 曲线总是优雅地坐落在这个面积为 1 的区域之内。（见图 3.272）

在 ROC 曲线图中，有两个点是它必然会经过的，那就是左下角和右上角的点，坐标分别为（0，0）和（1，1）。（见图 3.273）

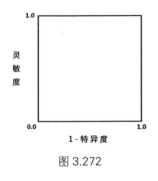

图 3.272

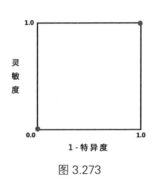

图 3.273

为什么会这样呢? 这两个点其实代表了将极限值作为诊断界值时的情况。以病患会异常增高的指标为例（即高值代表异常的情况），当我们把界值设定得极低时，我们会将所有验证对象都判定为患者。这样一来，所有的患者都得到了正确的诊断，所以灵敏度为 1；但同时，所有的健康人也都被误诊为患者，所以特异度为 0，即 1– 特异度 = 1。在图中，这个情况就对应着右上角的点 (1, 1)。（见图 3.274）

同理，当我们选择极高值作为诊断界值时，我们会将所有验证对象都判定为健康人。这样一来，由于没有任何患者被正确诊断，灵敏度为 0；而所有健康人都被正确识别，所以特异度为 1。在 ROC 曲线图上，这个情况就对应着左下角的点 (0, 0)。（见图 3.275）

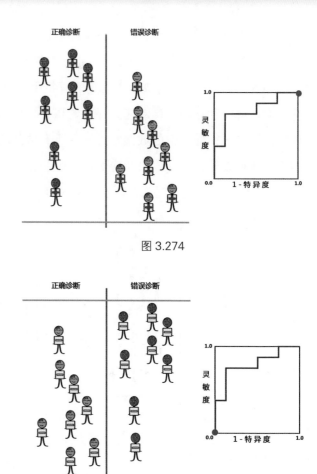

图 3.274

图 3.275

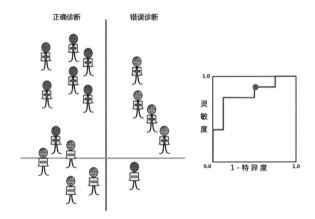

图 3.276

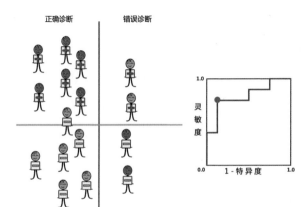

图 3.277

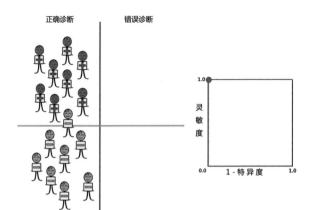

图 3.278

随着诊断界值的移动，灵敏度和特异度也会相应地发生变化。这个变化过程所描绘出的图像，就反映了该指标的诊断能力。（见图 3.276—277）

那么，从诊断的角度来看，什么样的 ROC 曲线代表最佳的诊断能力呢？我们可以设想这样一个理想的指标：它的诊断结果与金标准完全一致，能够在某个适当的界值点将病患和非病患完全区分开来。那么，它的 ROC 曲线会呈现出怎样的形态呢？

从图 3.278 可以清晰地看出，具有完备诊断能力的指标，其 ROC 曲线会位于作图区域的左上方。对于金标准而言，由于其提供的诊断是准确无误的，因此可以将其理解为灵敏度和特异度同时达到 1 的理想状况，这对应于图中左上角的红点位置。

在大多数情况下，我

们可能无法期望一个全新的诊断指标能够达到与图 3.278 中的红线相媲美的程度。然而，如果 ROC 曲线越靠近绘图区域的左上角，就意味着它越接近金标准的诊断结果，从而表明其诊断能力越强。（见图 3.279）

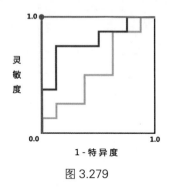

图 3.279

那么，如何量化这种接近程度呢？ROC 曲线的曲线下面积是一个有意义的指标。我们可以将 ROC 曲线视为坐落在一个边长为 1 的正方形上，而金标准诊断方法的曲线下面积可以视为这个正方形的面积，即极大值 1。通常情况下，当诊断指标的 ROC 曲线下面积越接近 1 时，就表明其诊断能力越好。（见图 3.280）

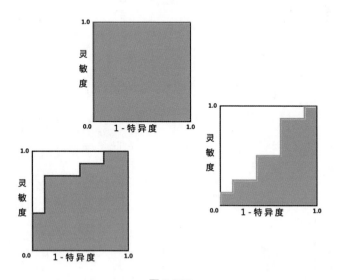

图 3.280

那么，完全不具备诊断能力的情况是怎样的呢？显然，这并不是灵敏度和特异度同时为 0 的情况，因为那意味着所有的判断都是相反的，这实际上和全部判断正确一样罕见且神奇。（见图 3.281）

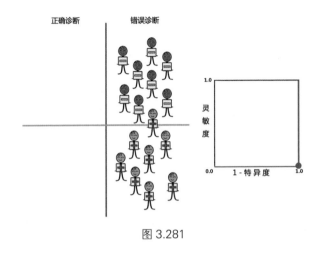

图 3.281

真正"无能"的诊断，更像是"完全随意猜测"的状态。在这种情况下，虽然可能会偶然猜对一些，但同样也会猜错很多。这种"无能"诊断的代表性图线，就是连接左下角和右上角两点的对角线，其曲线下面积为 0.5。（见图 3.282）

因此，在诊断能力的评价中，ROC 曲线下面积的值是处于 0.5 到 1.0 之间的。

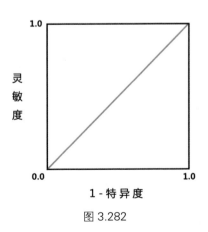

图 3.282

正是基于这一点，在针对曲线下面积进行假设检验时，我们提出了相应的检验假设（见图3.283）：如果 $p < 0.05$，我们就拒绝原假设，接受备择假设，认为所研究指标的诊断能力不同于"随意猜测"的胡乱诊断，即该指标具有一定的诊断能力。

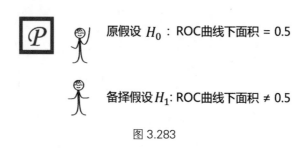

原假设 H_0：ROC曲线下面积 = 0.5

备择假设 H_1：ROC曲线下面积 ≠ 0.5

图 3.283

由此可见，ROC 曲线分析的首要任务是从指标的整体出发，评估该指标作为诊断工具的潜在能力。当然，我们也必须认识到，即使我们拥有一条完美的 ROC 曲线，也无法直接应用这条曲线来完成诊断。诊断方法的最终形成需要通过明确诊断界值，将结果转化为二分类的形式。不过，ROC 曲线通过分析样本信息中所有可能的界值点，为我们根据临床实际需求确定合适的界值点提供了宝贵的信息。

最后，祝愿各位在 ROC 曲线分析中取得丰硕的成果（见图 3.284）。

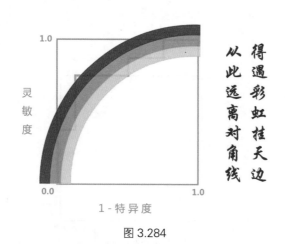

图 3.284

注：本文数据及曲线仅为图示方便而构建，并不代表任何真实情况

3.5.3 阳性预测值：来自一道数学题的思考，我们的诊断能力没有这么糟糕吧？

故事从这里开始：

一个晴朗的早晨，我的同事兼好友给我发来了一道算术题，言语间充满了戏谑："看看你这'十里八村远近闻名的数学家'会不会做这道充满'诗情画意'的题目。"我早就习惯了这种来自朋友的考察。但这一次有所不同，他其实是在质疑这道题的标准答案。因为在他看来，这个"标答"似乎在某种程度上"挑衅"了大夫们的诊断能力。

还是先来看看这道题吧（见图 3.285）：

假设某疾病的患病率为 0.1%。如果，采用某诊断方法对这个疾病进行诊断。有 99% 的患者会被诊断为阳性，1% 被误诊为阴性；而同时，健康人中 95% 被诊断为阴性，而另外的 5% 被误诊为阳性。如果一个人被诊断为阳性，那么他是患者的概率是多少？

图 3.285

我……当然会做这道题啦！（见图 3.286）

解：

设：事件 A：被检者为患者　　事件 $\overline{A}$：被检者为健康人

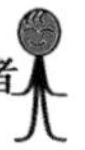

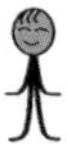

事件 B：被检者诊断为阳性 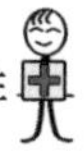　　事件 $\overline{B}$：被检者诊断为阴性

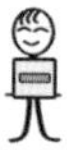

则：$P(A) = 0.001$　$P(\overline{A}) = 0.999$

$P(B|A) = 0.99$　$P(B|\overline{A}) = 0.05$

$$P(A|B) = \frac{P(A) \cdot P(B|A)}{P(B|\overline{A}) \cdot P(\overline{A}) + P(B|A) \cdot P(A)}$$

$$= \frac{0.001 \times 0.99}{0.05 \times 0.999 + 0.99 \times 0.001} = 0.0194$$

答：在诊断为阳性的被检者中，患病的概率是 0.0194。

图 3.286

如图所示，这道题的答案是"在诊断为阳性的被检者中，患病的概率是0.0194"。

什么？这不太可能吧！看起来挺靠谱的诊断方法，准确率竟然还不到2%？

其实，这道题还是挺"在理"的。

它考察的是一个叫作"阳性预测值"的指标，简单来说，就是当检测结果显示为阳性时，受试者真的患病的概率是多少。（见图3.287）

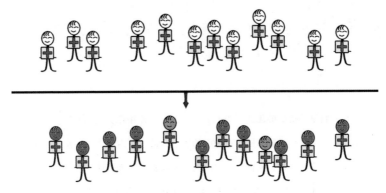

图 3.287

显然，这个指标在临床上具有非常重要的意义，它直接回答了大夫们最想知道的问题——当我判断这个人生病了，他到底是不是真的生病了呢？（见图3.288）

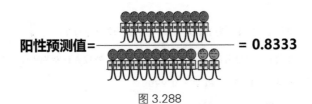

阳性预测值 = ... = 0.8333

图 3.288

不过，我现在很好奇，为什么这道题目里的阳性预测值会这么低呢？要知道，在这个方法中，患者的阳性率高达99%，而非患者的阳性率只有5%啊。

看到题目中的这个描述，我们脑海中自然会浮现出这样的画面（见图3.289）：在100个红脸（表示生病）的病人中，有99个都被正确地诊断为阳性；而在100个绿脸（表示健康）的无病者中，只有5个被错误地诊断为阳性。这样看来，被诊断为阳性的 104 个人中，有 99 个是真正的病人，这个比例其实是很高的。

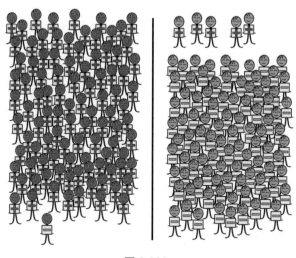

图 3.289

情况哪有那么糟糕啊！

为了方便我们下一步的说明，我们先给这些小人儿换个队形。（见图 3.290）

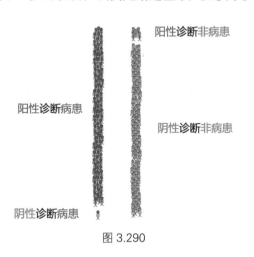

图 3.290

如果患者与非患者的构成比真的是这样，那么阳性预测值应该非常可观（见图 3.291）。

在这种情况下，绝大部分的患者都被正确地诊断为阳性，同时只有很小比例的非患者被错误地诊断为阳性。计算得出的阳性预测值为 0.9519，这应该很好呀。

然而，问题实际上出在了患病率上。上面的情况相当于目标人群中有一半是患者，即患病率为50%。那么，随着患病率的变化，这个阳性预测值会发生怎样的变化呢？

如果我们保持检出能力不变，将患病率降低到10%（见图 3.292），再进一步降低到1%（见图 3.293），最后看看患病率为 0.1% 的情况（见图 3.294）。

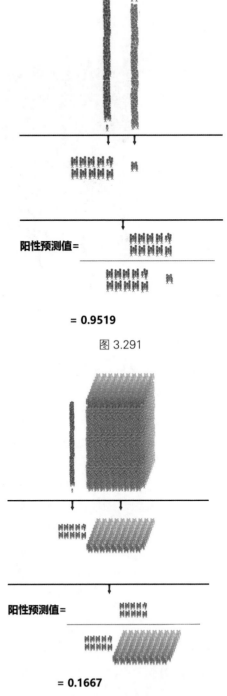

= 0.9519

图 3.291

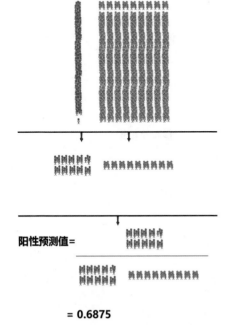

= 0.6875

图 3.292

阳性预测值=

= 0.1667

图 3.293

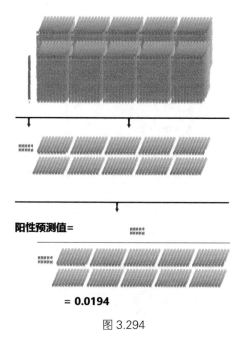

阳性预测值=

= 0.0194

图 3.294

在这种情况下，尽管绝大部分的患者都被检测方法正确地诊断出来了，而且只有很小比例的非患者出现了假阳性。但是，由于患病率非常低，这极小比例的假阳性人群与实际的病例数目相比，却显得非常庞大，足以"淹没"那些被正确诊断的病人。这样一来，阳性预测值就变得非常糟糕了。

由此可见，在试验诊断方法对患者和非患者的阳性检出能力保持不变的情况下，阳性预测值的大小与研究疾病的患病率有着密切的关联。这也不难理解，因为非患者在总人群中的比例直接影响着假阳性者的数量以及他们在阳性结果中的干扰强度。

这同时也告诉我们，如果研究样本不能准确反映患者在目标人群中的比例，就无法可靠地估计阳性预测值。那么，如何获得准确的样本呢？设计完备的随机抽样方法是关键。然而，在实际研究工作中，通过随机抽样获取研究样本并完成对诊断能力的评价往往是难以实现的。以题目中给出的患病比例为例，仅通过随机抽样获得足够的病例样本就是一项艰巨的任务，更不用说进行诊断实验研究了。

在临床研究中，当我们验证一个新方法的诊断能力时，通常会选择医疗过程中疑似患者作为研究对象，并同时进行金标准诊断和试验诊断。通过与金标准结果的比较，我们可以对试验方法的诊断能力做出判断。

这样的设计思路是合理的，因为它尽可能地贴近了临床诊断应用的实际情况。但是，这样的病例样本获取方式显然不同于随机抽样过程所获得的样本，它可能受到就诊偏倚等多种因素的影响。因此，从这样的样本中获得准确的发病率几乎是不可能的。这也从根本上限制了从这样的样本中计算获得的阳性预测值的可靠性。因此，在诊断能力评价中，虽然阳性预测值和相应的阴性预测值（即获得一个阴性诊断结果时，受试者真的无病的概率）从临床角度来看非常重要且有实际意义，但它们往往不被作为核心诊断能力指标使用。

那么，我们应该使用哪些指标呢？

灵敏度和特异度是更合适的选择。它们分别代表了患者和非患者被正确识别的能力，是诊断能力评价最根本的评价指标。（见图3.295）

同时，这两个指标避开了患病率对估计的影响，更容易获得相对准确的评价。特别是在无法通过随机抽样的情况下，它们对诊断能力的评价更为可靠。

最后，让我们回到那道看似"惨不忍睹"的数学题吧。首先，我们必须认识到这是一道数学习题。自然科学的魅力在于它们

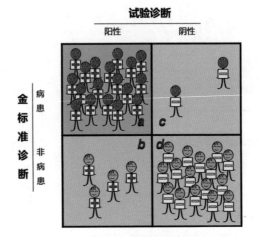

图 3.295

$$Ft = \Delta mv$$

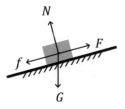

图 3.296

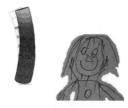

图 3.297

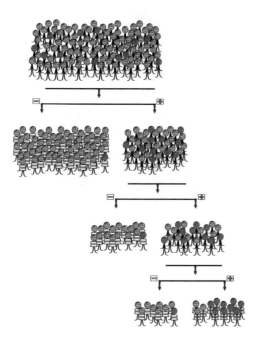

图 3.298

注：以上示意图呈现的是诊断体系的形式之一而非唯一形式

对客观规律的探索，并最终帮助我们解决实际问题。在探究未知的过程中，对实际问题进行必要的简化往往是重要的研习方法。正如牛顿的三大定律，它将形状各异的物体简化为质点，帮助我们认识了运动和力，也是我们初中时代物理学的启蒙课程。（见图 3.296）

可是在现实世界中，哪个物体真的能当成质点啊！（见图 3.297）

回想我们青年时代，如果谁要把脖子当作质点来进行颈椎牵引的力学仿真分析，我第一个不答应。尽管如此，经典力学的理论体系依然是力学发展的坚实基石，是我们分析和判断真实世界力学过程的前提条件。

同样地，疾病诊断也是一个复杂的过程。虽然习题中并未完全展现真实的临床过程，但它确实揭示了其中的核心原理。面对那些危害重大且需要普遍筛查的疾病，我们通常通过一系列由简到繁的临床检验，旨在实现最少侵入性、最高临床效率和最低经济负担的诊断体系。（见图 3.298）

因此，从筛查到确诊，每个

阶段都有其独特的侧重点。在最初的筛查阶段，我们的目标是在确保不漏掉任何真病例的前提下，尽可能地排除大量的非患者（而非一定要排除所有非患者），这样的筛查就已经具有充分的临床意义。仅仅从诊断指标的特性出发，如题目中所示的灵敏度和特异度水准，在很多情况下都可以被视为一种不错的筛查诊断方法。（见图3.299）

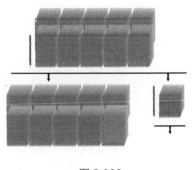

图 3.299

另外，很多临床疾病的诊断并不需要进行广泛的筛查。相反，它们通常是在患者出现某些特定的临床征象时，才会被纳入相应诊断的考虑范畴。比如，一个连色斑都没有的患者，我们凭什么怀疑他的黑色素细胞出了问题呢？因此，在这种情况下，真患者在待诊人群中所占的比例更加难以估计，想要得到准确的阳性预测值和阴性预测值也同样非常困难。不过，与筛查实验相比，这种情况下的患病比例通常并不会极低。

总的来说，样本的阳性预测值和阴性预测值仍然可以作为诊断能力的一个参考，但我们必须将它们的局限性了然于心。

3.6　一致性评价

3.6.1　测量方法的一致性评价：别以为 t 检验能解决一切问题

在医学信息测量领域，随着技术的不断进步，经常会有更加简便、经济且无痛的临床检查方法涌现。这无疑是学科发展的喜讯，但每个新方法问世之初，都必须回答一个核心问题：这种新方法测得准确吗？

面对这个问题，一个直观的解决方案是：选取一批受试者，同时使用经典的标准方法和新方法进行测量，然后比较两者的结果是否一致，不就行啦。

这个思路听起来很合理，但我们都知道，测量过程中总会存在随机误差。这意味着两种测量方法的结果不可能完全相同。那么，什么样的结果可以被认为是一致的呢？又该如何检验这种一致性呢？

在这种关键时刻，很多医生（当然也包括我这个临床专业出身的人）最容易想到的"救命稻草"就是 t 检验。因为 t 检验可能是我们大学生涯中唯一留在脑海里的统计方法，它几乎成了统计学的代名词。因此，只要能用 t 检验解决的问题，我们尽量不去麻烦其他更复杂的方法。

既然 t 检验能帮助我们检验组间差异，那么当 t 检验显示差异无统计学意义时，是否就可以说明两种方法的结果一致了呢？

曾经的我就是这么想的，然而，t 检验的委屈你知道吗？

接下来，让我们通过一个简单的小例子来共同探讨：在一致性评价方面，t 检验真的无能为力！

以测量体重为例，我们构造了几种有代表性的测量结果："天生一好秤""根本没谱秤"和"帮你减肥秤"。通过这个例子，我们将说明 t 检验的主旨与一致性评价之间的本质区别（注：以下数据为虚拟数据，仅用于说明问题）。（见图 3.300）

标准 体重秤	天生 一好秤	根本 没谱秤	帮你 减肥秤
45.2	45.2	39.8	40.2
78.1	78.2	67.6	73.2
53.6	53.8	81.4	48.8
66.5	66.3	50.9	61.3
73.8	73.7	67.7	68.7
61.9	61.9	62.5	56.9
82.4	82.2	77.3	77.2
68.8	68.9	60.6	63.9
49.2	49.0	59.1	44.0
72.3	72.1	63.8	67.1
67.5	67.5	76.5	62.5
57.7	57.6	68.6	52.6

图 3.300

"天生一好秤"：这个秤的独到之处在于，它的测量结果与标准值非常接近，误差极小。

"根本没谱秤"：这个秤则显得相当随意，测量结果时大时小，完全没有规律可循，让人摸不着头脑。

"帮你减肥秤"：这个秤应该是大家都喜欢的，因为它的测量结果总是比真实体重低，让人看起来更苗条。

那么，如果我们用配对 t 检验来分析这三种秤会有什么结果呢？

首先，我们要了解配对 t 检验的检验假设：它适用于说明配对样本测量差值的特征。

原假设：成对测量值间差值的平均值（μ_d）等于 0；

备择假设：成对测量值间差值的平均值（μ_d）不等于 0。（见图 3.301）

我们先从"天生一好秤"的评价开始讲述（见图 3.302）：

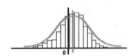

  原假设 H_0： $\mu_d = 0$

 备择假设 H_1： $\mu_d \neq 0$

图 3.301

标准体重秤	天生一好秤	测量误差
45.2	45.2	0.0
78.1	78.2	0.1
53.6	53.8	0.2
66.5	66.3	-0.2
73.8	73.7	-0.1
61.9	61.9	0.0
82.4	82.2	-0.2
68.8	68.9	0.1
49.2	49.0	-0.2
72.3	72.1	-0.2
67.5	67.5	0.0
57.7	57.6	-0.1
64.8±11.5	64.7±11.5	0.05±0.14

配对 t 检验： $t=1.254$ $p=0.236$

图 3.302

从测量值来看，"天生一好秤"与标准方法的差异极小，差值的平均值接近 0。这样的数据特征意味着，进行配对 t 检验后，我们很可能会得到一个差异无统计学意义的结果。散点图更直观地展示了这一点，两种测量方法的散点几乎排成一条直线，说明用"天生一好秤"的测量结果可以基本准确地求取真值。这似乎验证了一致性，但我们还需要继续深入分析。

再来看看"根本没谱秤"吧！（见图 3.303）

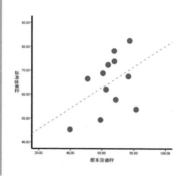

标准 体重秤	根本 没谱秤	测量 误差
45.2	39.8	-5.4
78.1	67.6	-10.5
53.6	81.4	27.8
66.5	50.9	-15.6
73.8	67.7	-6.1
61.9	62.5	0.6
82.4	77.3	-5.1
68.8	60.6	-8.2
49.2	59.1	9.9
72.3	63.8	-8.5
67.5	76.5	9.0
57.7	68.6	10.9
64.8±11.5	64.7±11.6	0.10±12.27

配对 t 检验：$t=0.028$　$p=0.978$

图 3.303

它的测量值喜怒不定，时而过高，时而过低，差值的变化非常明显。经过计算，我们发现它与标准测量值的差值存在明显波动，散点图显得杂乱无章，无法直观看出两者之间的关联。然而，令人惊讶的是，这组变化极大的差值，其平均值却接近 0。配对 t 检验的结果显示，两者之间的差异没有统计学意义，竟然与那个"好秤"的检验结果不谋而合。

这也是配对 t 检验对一致性评价无用的原因：它主要关注的是组间差值的均值特征，而一致性评价则聚焦于每个测量值的偏差，而非偏差的平均值。因此，即使两组数据的差异在统计学上无意义，它们在一致性上也可能大相径庭。看来，差异无统计学意义并不能直接说明一致性良好。那么，当配对 t 检验结果显示差异有统计学意义时，我们能否就凭此否定一种方法呢？

接下来，让我们看看"帮你减肥秤"的例子。（见图 3.304）

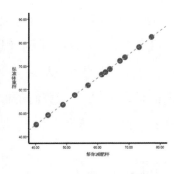

标准 体重秤	帮你 减肥秤	测量 误差
45.2	40.2	-5.0
78.1	73.2	-4.9
53.6	48.8	-4.8
66.5	61.3	-5.2
73.8	68.7	-5.1
61.9	56.9	-5.0
82.4	77.2	-5.2
68.8	63.9	-4.9
49.2	44.0	-5.2
72.3	67.1	-5.2
67.5	62.5	-5.0
57.7	52.6	-5.1
64.8±11.5	59.7±11.5	5.05±0.14

配对 t 检验：$t=126.610$ $p<0.001$

图 3.304

一眼望去，这个秤显然偏轻，即其测量值普遍低于真实值。具体差值显示，新方法测量的结果比标准平均轻了 5kg（这听起来像是好消息），且标准差很小。如果进行 t 检验，结果会显示什么呢？是差异具有统计学意义！确实，这个秤的测量结果就是比真实重量轻。但观察散点图，你会发现所有的点都排成了一条直线，只是与上一个秤不同，这次的直线并没有在原点上方向上偏移 5kg。尽管秤上的直接读数不准确，但只要在读数上统一加上 5kg，就能得到接近真实的情况。从这个角度看，这个秤其实也算是蛮"准"的呢。

综上所述，这个人为构造的小例子旨在说明：通过 t 检验，我们无法区分优质和劣质的检验方法。t 检验并不适用于一致性评价。那么，我们应该怎么做呢？

答案就是：Bland-Altman 分析——方法就在那里。

3.6.2 Bland-Altman 分析：如此直观，难怪一致性评价离不开它

上一节我们探讨了在评估测量结果的一致性时，t 检验并非理想选择。为了达到这一分析目的，我们经常采用一种名为 Bland-Altman 分析的方法。

Bland-Altman 分析是由 Bland 和 Altman 两位生物统计学家于 1986 年提出的，它是一种评估两种测量方法一致性的统计工具。通过直观的图示和

相应的统计指标，该方法能够准确、简洁地描述两种测量方法测量结果的一致性特征，因此在医学领域得到了广泛应用，深受医学工作者的喜爱。

在临床应用中，常见的情况是：医学研究者经过不懈努力，找到了一种既经济又无痛且快速的临床检测方法。然而，这个新方法可靠吗？能否获得准确的测量结果？为了验证新方法的可靠性，我们需要将其与专业领域内公认的金标准方法（通常是耗时、费力且可能带来不适的经典方法）进行比较。这时，Bland-Altman 分析就派上了用场。

Bland-Altman 分析通过散点图来展示两种测量方法的差异特征：在坐标系中，横轴表示两种测量方法的平均值，纵轴表示它们的差值。

此外，分析中还通过计算两种测量方法差值的平均值，来表示测量差异的平均偏差方向和大小；同时，以 95% 一致性界限（LOA，即均值 ±1.96 倍标准差）来表征偏差的变化幅度。在图中，我们会对平均偏差和 LOA 进行相应的标识，使得结果一目了然。（见图 3.305）

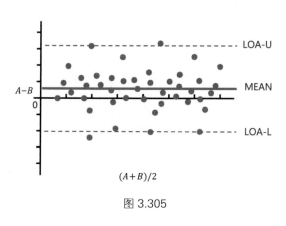

图 3.305

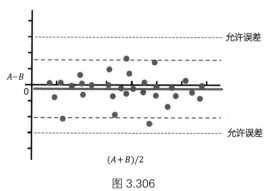

图 3.306

在临床应用中，通常通过对比一致性界限（LOA）与临床能接受的误差水平来得出研究结论：当 LOA 完全处于临床可接受的误差范围"绿色通道"内时，可以认为两种测量方法的一致性满足临床需求。（见图 3.306）

若 LOA 超出了临床能接受的误差水平，则不能接受两者的一致性。（见图 3.307）

不仅如此，Bland-Altman

分析还引入了图像，这不仅直观地展示了测量差异的平均水平和离散程度，还让我们观察到了在不同测量值水平上差异的特征。

如图 3.308 所示，随着测量值的增加，差异的程度也逐渐增大，这可能揭示了测量机制的某些特性，为进一步研究提供了思路。

如图 3.309 所示，在较低测量值水平时，测量方法 A 相比 B 呈现低估趋势；而在高值水平时则相反。此时，如果通过进一步的算法校正，我们也许有机会进一步优化两者的一致性。

如果你看到了这般景象（见图 3.310），那么，你一定是遇到了"真爱"。

需要特别说明的是，以上图示仅为示意图，并非基于真实数据的严格计算。它们仅用于说明这个方法的作用，希望能够对临床研究有所帮助。

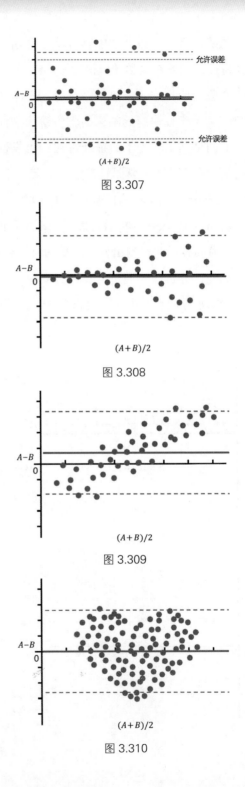

图 3.307

图 3.308

图 3.309

图 3.310

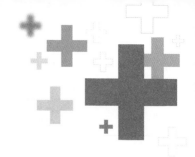

4

研究设计

4.1 队列研究与病例 – 对照研究

4.1.1 *RR* 值与 *OR* 值

队列研究和病例 – 对照研究是两种重要的观察性研究方式。这两种方法的临床目标是一致的，即旨在探索可能的影响因素与临床结果之间是否存在因果关系。（见图 4.1）

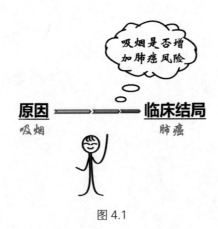

图 4.1

那么，如何确定这种因果关系呢？这需要通过验证研究来实现。在这类研究中，一个恒定的关键角色是被研究的那个可能的影响因素，我们常称之为暴露因素。（见图 4.2）

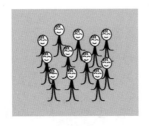 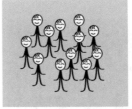

暴露　　　　　　　非暴露

图 4.2

另一个就是我们关注的特定结局，例如疾病的发生、发展，或是干预的效果等，这些都可以被视为临床结局。（见图 4.3）

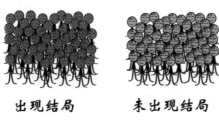

出现结局　　　　　未出现结局

图 4.3

那么，这些研究方法具体是如何操作的呢？让我们逐一探讨。

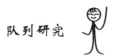

队列研究

首先，来看看队列研究。其整体思路是选择一组可能经历研究结局的研究对象（例如，在研究子宫肌瘤的发病风险因素时，我们就不会纳入男性），了解他们的暴露因素的特征。随后，通过长期的随访观察，记录临床结局的出现情况。通过对比暴露人群和非暴露人群的结局发生频率，我们可以验证是否存在因果关系。

队列研究的第一步是构建研究队列（cohort）：基于研究目标，明确研究对象的特性，并界定研究范围。（见图 4.4）

请注意这张图上美丽的花色背景，它象征着在研究的目标人群中，既有具有暴露因素的个体，也有不具有暴露因素的个体，此时他们还未被区分开来。

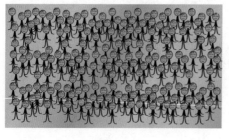

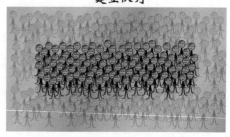

建立队列

图 4.4   图 4.5

接下来，我们从目标人群中筛选出代表性的样本，以构建研究队列。（见图4.5）

第二步，我们根据暴露因素的特征，将研究队列区分为暴露组和非暴露组。（见图4.6）

在这一步骤中，关键在于明确什么是"暴露"。类似于哲学中量变与质变的概念，定义暴露因素也需要细致考虑。例如，当我们研究饮酒对心血管疾病的影响时，必须首先界定什么程度的饮酒算作暴露。毕竟，偶尔品尝一口酒与经常性饮酒是有显著区别的。因此，在具体的研究背景下，如何界定暴露需要结合临床特征进行综合考虑，这是一项"技术活儿"。

第三步，是对研究队列进行随访观察，以记录临床结局。我们需要观察暴露组和非暴露组中临床结局的发生频率。（见图4.7）

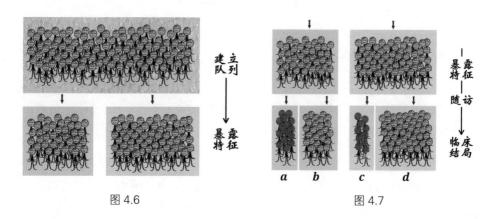

图 4.6   图 4.7

在这一环节中，对临床结局的准确定义和测量至关重要。在建立了准确的评价体系后，通过对比两组数据，我们可以分析暴露因素对结局发生的影响。

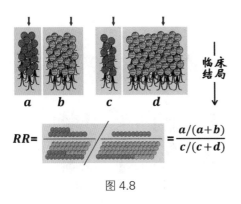

$$RR = \frac{a/(a+b)}{c/(c+d)}$$

图 4.8

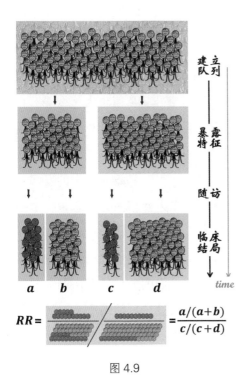

$$RR = \frac{a/(a+b)}{c/(c+d)}$$

图 4.9

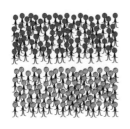

图 4.10

那么，如何评估这种影响呢？

第四步，也是最后一步，进行关联强度评价。在这里，我们常用的一个指标是相对危险度（Relative Risk，RR），它有助于我们量化暴露因素与临床结局之间的关联程度。（见图 4.8）

RR 值，即相对危险度，实际上是暴露组中阳性结局发生率与非暴露组中该结局发生率的比值。很明显，如果暴露组和非暴露组的发生率相同，那么 RR 值就等于 1；如果 RR 值大于 1，意味着暴露组的发生率高于非暴露组，这表明暴露因素可能促进了该结局的发生；如果 RR 值小于 1，则说明暴露组的发生率低于非暴露组，暗示暴露因素可能降低了该结局的发生。

用一张图来表示就是图 4.9 所示这样的。

这样会不会更容易记忆呢？

病例 – 对照研究

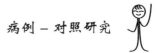

病例 – 对照研究则是从已知的临床结局出发——从已明确诊断的疾病人群和健康人群中选取研究对象（见图 4.10），然后构建病例组和对照组（见图 4.11）。

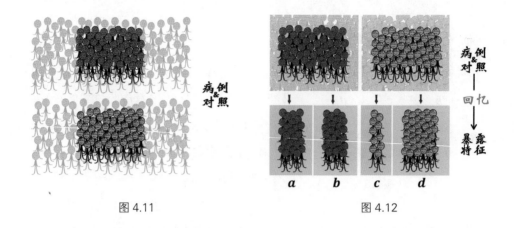

图 4.11　　　　　　　　　　　　　　　　图 4.12

接下来，我们通过调查来回顾病例组和对照组既往的暴露情况。这样，暴露因素对结局的影响就可以通过比较来呈现了。（见图 4.12）

但需要注意的是，在这个时候，我们无法计算出 RR 值。为什么呢？在队列研究中，我们从暴露情况出发进行分组，因此可以分别计算不同暴露情况下的结局发生率。然而，在病例 – 对照研究中，由于我们是从结局开始研究的，并没有事先了解暴露人群的特征，所以无法得知暴露人群中的发病数量。显然，我们不能简单地将 a 与 c 的数量之和作为暴露人群的总量，也不能使用 $a/（a+c）$ 来计算暴露人群中的结局发生率，因为这个总和并不能代表暴露人群的真实特征。实际上，这个总和可能受到了我们的选择影响。例如，在选择病例和对照时，我们可以人为地决定它们的数量，即病例组与对照组可以采用 1：1 的设计，也可以采用 1：2 的设计。如图所示，如果我们保持数据特征不变，但将对照数量扩大一倍，那么 $a/（a+c）$ 就会变成 $a/（a+2c）$。

那么，在病例 – 对照研究中，我们能了解到什么呢？由于研究是从结局入手的，我们能够清晰地看到病例组和对照组中暴露与非暴露的构成特征。这同样可以通过比较两组来获得关联性的验证。这个验证的指标就是优势比（Odds Ratio，OR），它也有很多其他的名字：比值比、交叉乘积比等。都是同一个意思，看到也无须紧张。优势比实际上就是病例组与对照组之间暴露与非暴露的比值。这个定义可能有点拗口，让我们通过一张图来更直观地理

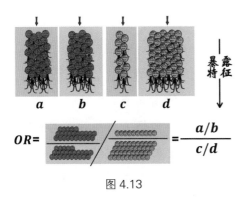

$$OR = \frac{a/b}{c/d}$$

图 4.13

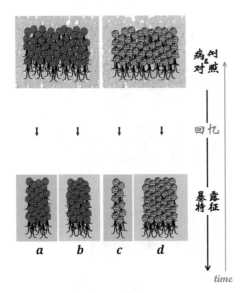

$$OR = \frac{a/b}{c/d}$$

图 4.14

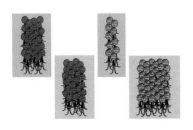

图 4.15

解吧。（见图 4.13）

与 RR 值类似，优势比（OR）也可以用来评估暴露因素与疾病结局之间的关联。

当 OR = 1 时，表明病例组与对照组中暴露与非暴露的比例相当，即暴露因素与疾病结局没有关联；当 OR > 1 时，说明病例组中暴露者的比例高于非暴露者，相对于对照组，这意味着暴露增加了疾病的风险；反之，如果 OR < 1，则表明暴露降低了疾病的风险。

在病例 – 对照研究中，我们仍然需要关注几个核心要素：明确暴露因素、定义研究结局，以及确定和选择研究的目标人群。这些内容可以总结为一张图（见图 4.14）。

尽管队列研究和病例 – 对照研究的数据都可以放入类似的四格表中（见图 4.15），但由于两者的设计方式不同，它们之间存在显著的差异。

关于队列研究和病例 – 对照研究，还有很多内容值得探讨，特别是它们之间的区别、选择、优势与短板等。由于内容较多，我们将在下一节继续讨论。

4.1.2 证据等级比较

在上一节中，我们探讨了队列研究和病例－对照研究的基本工作流程。这两种方法都是我们研究潜在原因与临床结果之间联系的有力工具。

简单来说，队列研究是从研究因素出发，先了解研究对象的暴露情况，再通过随访观察临床结局的发生，以此来衡量关联强度。而病例－对照研究则是从已知的结局开始，选择明确诊断的病例和对照样本，然后回顾性地调查他们过去的暴露情况，通过对比分析来确定关联性。（见图4.16）

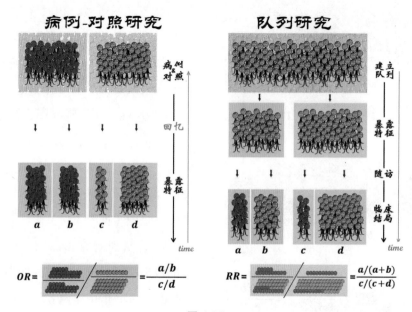

图 4.16

尽管这两种方法都旨在识别关联性，并需要探究暴露因素和结局的特征，它们在某些方面确实相似，但正如我们见过的证据金字塔（见图4.17），队列研究和病例－对照研究在证据等级上存在差异。

虽然证据金字塔的版本会不断更新，但队列研究的证据地位始终高于病例－对照研究，这一点始终未变。

为何会这样呢？让我们一起来探究它们之间的区别。

实际上，在临床研究中验证因果关系时，大方向都是通过样本研究来探

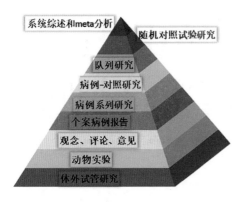

图 4.17

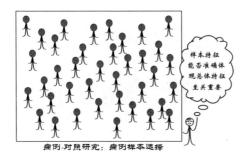

图 4.18

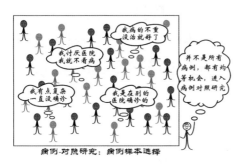

图 4.19

索研究因素与临床结局之间的关系。研究的准确性很大程度上依赖于样本的代表性和对研究因素及结局特征的精确测量与评价。正因如此，不同的研究方法在提供证据的能力上存在差异。

我们先来看看两种研究中，"病例"的特点和差异吧。

为了得出针对目标人群总体的可靠结论，研究样本必须具备与总体人群相似或尽可能相近的特征。然而，实现这一目标颇具挑战。咱们先来看看病例 – 对照研究中病例的选择过程吧（见图 4.18）。图中展示了所有潜在的病例，但在实际样本选择时，并非所有病例都有机会被纳入研究。这是为何呢？（见图 4.19）

原因诸如患者未曾就诊、自愈或漏诊等，这些情况都可能导致我们无法找到相应的患者。

因此，在病例 – 对照研究的病例选择中，许多病例实际上处于"隐身"状态，即并非所有目标群体中的个体都有机会被纳入病例 – 对照研究（见图 4.20）。显然，这导致能够入选研究的病例群体与研究目标病例群体的特征存在差异。

相比之下，队列研究在处理这

个问题上表现得更为出色。这是因为队列研究的结局特征是通过随访观察来获取的（见图 4.21）。

所有加入队列研究的个体，都会经过主动观察，逐一判断其是否出现阳性结局。虽然队列的样本并非来自目标人群的随机抽样，但由于可以对队列内的每个研究对象进行跟踪审视，我们能够对每一个结局特征进行有效判读。这种方法避免了病例 – 对照研究中存在的"隐身"问题，使得队列研究中的病例群体更接近于我们想要研究的"患者"总体。

同时，在病例 – 对照研究中，选择合适的对照同样具有挑战性。从最简单的角度来看，所有未患病的个体都可以作为对照样本。然而，这个范围相当广泛，因此在实际操作中，我们需要遵循可比性原则来构建对照组。那么，为什么要强调可比性呢？（见图 4.22）

无论是病例 – 对照研究还是队列研究，其核心目的都是探寻临床因素与临床结局之间的因果关系。尽管这两种方法的研究起点不同，但它们都通过组间比较来揭示这种关联性。（见图 4.23）

要确保组间差异仅归因于研究

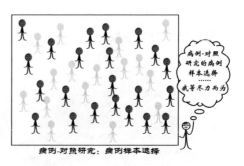

图 4.20

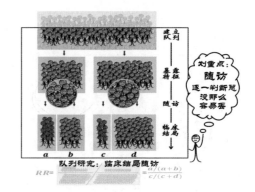

图 4.21

队列研究 (cohort study)

原因 ⟹ 临床结局

病例-对照研究 (case-control study)

图 4.22

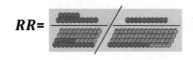

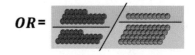

图 4.23

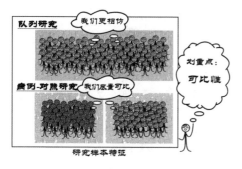

图 4.24

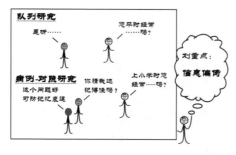

图 4.25

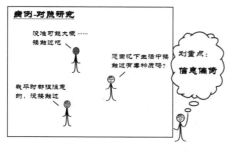

图 4.26

因素，必须保证除研究因素外，其他所有因素在组间都是相同的或均衡的。如果存在其他影响结局的因素，那么我们就无法准确地归因于研究因素。因此，组间的可比性，即研究要素以外因素的均衡性，是至关重要的。在病例 – 对照研究中，我们会尽量考虑这一点来选取对照，例如选择同医院就诊的其他患者或同社区的无病个体，以便获得在多个方面相对接近的对照。然而，这种方法在可比性方面带来了更大的挑战。相比之下，队列研究，尤其是设置内对照（即从同一群体中根据暴露情况构建暴露组和非暴露组）时，比较组有机会来自相同的群体，从而在可比性方面通常具有优势。（见图 4.24）

在信息收集方面，我们首先要关注暴露特征的获取。在病例 – 对照研究中，研究对象暴露情况的信息是通过回忆的方式收集的。这个过程可不能小看了，因为回忆可能受到多种因素的影响。（见图 4.25）

有句话说得好："时间可能冲淡一切。"这不仅仅是因为遗忘会导致信息偏差，还因为在病例 – 对照研究中，疾病结局已经摆在眼前。（见图 4.26）

当疾病结局已经出现时，受访者可能因记忆模糊而导致回忆不准确，这会增加研究的难度。相比之下，队列研究采用前瞻性的设计，直接收集暴露情况，无须依赖回忆，因此在准确性上明显优于病例–对照研究。

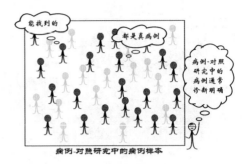

图 4.27

在病例–对照研究中，我们依据明确且合理的诊断标准来选择病例与非病例，这样做可以确保我们选取的是比较"典型"的个体（尽管其代表性可能受到一定限制）。（见图 4.27）

在队列研究中，由于需要对队列中的每个个体进行判断，因此难免会遇到不典型的情况。这就要求我们在队列研究中制定合理、明确且宽严适度的诊断标准，这一点至关重要。（见图 4.28）

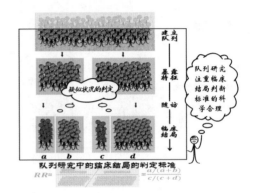

图 4.28

此外，随访过程中不可避免地会出现失访的情况，这对信息收集会产生一定的影响。因此，在队列研究中，如何提高患者的依从性也是一个值得深思的问题。（见图 4.29）

综上所述，队列研究在人群代表性、可比性以及信息收集的准确性方面都优于病例–对照研究，这也是它在证据金字塔中地位更高的原因。

以上内容并未涵盖队列研究和

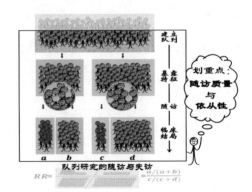

图 4.29

病例－对照研究的所有设计细节及其优劣势，而且方法学本身也在不断发展和完善中。不过，上述提到的关键点在选择相应的设计方法时确实值得特别关注。希望通过这些分享，能帮助大家更好地理解和运用这两种研究方法。

4.1.3 前瞻性与回顾性

如章节 4.1.1 所述，队列研究是从研究因素出发，了解研究对象的暴露情况，并通过随访观察临床结局的发生，从而确定关联强度。而病例－对照研究则是从已知的结局开始，分别选择明确诊断的病例和对照样本，然后回顾性地调查他们的暴露史，通过比较分析来确定关联性。（见图 4.30）

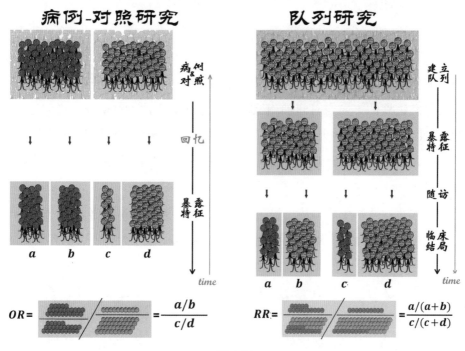

图 4.30

从图中我们可以看到，时间的轴线非常关键。两种研究方法在时间轴上的进展方向恰好相反（见图 4.31）。队列研究从建立研究队列开始，通过随访，最后判定结局，其进展方向与时间轴是同向的，因此它属于前瞻性研究。

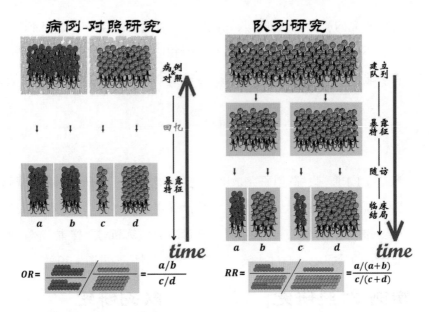

图 4.31

　　病例－对照研究是从已知的临床结局出发，然后回溯调查暴露特征，因此其研究进展的方向与时间轴相反，这使其归类为回顾性研究。说到这里，"回顾性队列研究"这个词让我深感困惑。它似乎涵盖了前瞻和回顾两个方面，听起来非常全面，但同时也让人疑惑：这究竟是前瞻性的还是回顾性的研究呢？

　　其实，这并不矛盾。从流程图来看，队列研究的基本构建方式——从研究因素入手——决定了其具有前瞻性（见图 4.32）。前瞻性是所有队列研究的共同特点。

　　然而，队列研究的启动时间并不一定与队列构建的起点重合。研究的起点时间与队列的相对位置，决定了队列研究前面的形容词。（见图 4.33）

　　最常见的情况是，研究的起点也是队列的起点。换句话说，队列的构建是基于研究设计之后才针对性地设定的。这种方式被称为前瞻性队列研究。

　　另一种情况是，在临床实践中，基于实际需求，我们所需的队列已经建立并完成了观察，此时我们已处于整个随访过程的终点。例如，许多慢性疾病在临床诊疗中已建立了完善的诊疗规范，收集了必要的临床特征并进行了

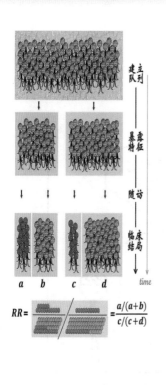

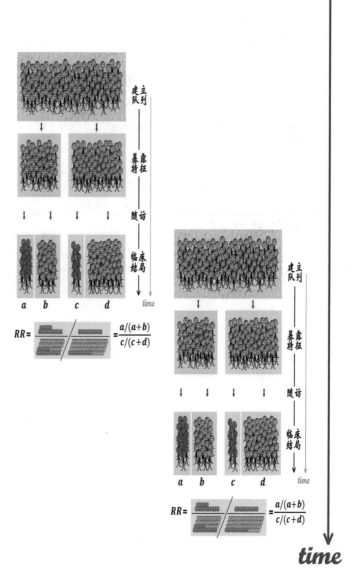

图 4.32

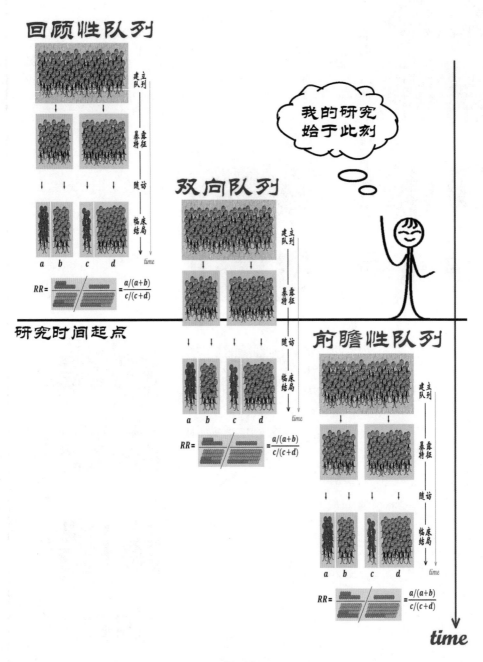

图 4.33

规律随访，这些数据本身就具备了队列研究的特质。利用这些已有数据完成的研究被称为回顾性队列研究，这里的"回顾"指的是研究的起始点位于队列工作的终点。

若将前述两种情况相结合，即利用已建立的临床队列进行研究，并且研究并未在当前时间点停止，而是继续对研究对象进行追踪观察，这样的队列则被称为双向队列。（见图 4.34）

选择不同的方法实际上是根据具体情况而定的。采用回顾性队列研究的

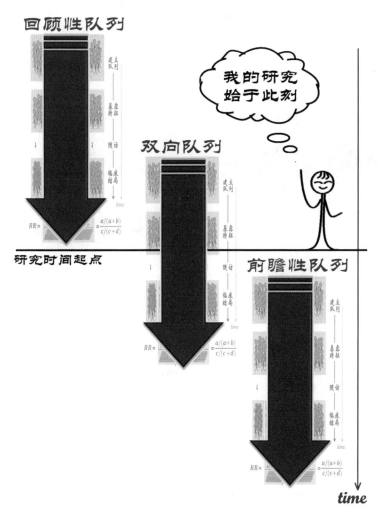

图 4.34

方法显然更节省时间，但这种方法需要依赖已经存在的、具有队列特征的工作体系。同时，需要特别注意的是，研究的起点在队列构建之后，数据收集过程已经无法改变。此外，与前瞻性队列研究相比，回顾性队列研究的数据质量可能面临更多的风险和不足。因此，在选择这种方式时，需要全面考虑这些问题。

4.1.4 研究方法抉择

队列研究和病例－对照研究同属观察性研究范畴，即我们仅作为旁观者，对临床过程进行观察和记录，而不进行任何干预（见图 4.35）。同时，我们也了解到，这两种研究方法在证据能力方面存在差异（见图 4.36）。

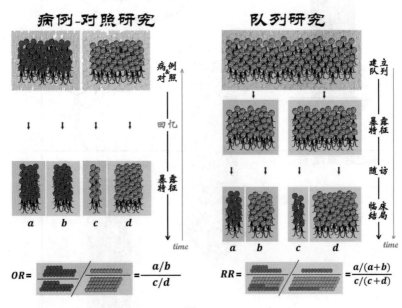

图 4.35

队列研究在解释能力上相较于病例－对照研究更强。然而，我们可能会问，既然队列研究更强大，为何还要学习病例－对照研究呢？实际上，文献中病例－对照研究的作品也相当多，原因何在？（见图 4.37）

显然，每种研究方法都有其存在的价值。

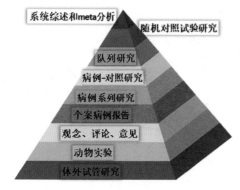

图 4.36

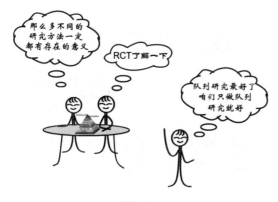

图 4.37

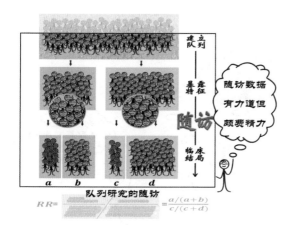

$$RR= \underline{\qquad\qquad} = \frac{a/(a+b)}{c/(c+d)}$$

图 4.38

从证据能力角度看，队列研究一定比病例－对照研究更好。

但是，如果我们从实施难度的角度来看，情况就不同了。队列研究是前瞻性的，其较高的证据能力与通过随访获取信息的方式紧密相连（见图 4.38）。

然而，随访并非易事，它需要大量的时间、精力和经济投入，因此实施难度自然是比较大的（见图 4.39）。

虽然投入会有回报，但研究资源对研究设计的限制也是显而易见的。与此不同，病例－对照研究的信息可以通过回忆获取，虽然准确性可能稍低，但效率显著提高。这种类型的研究可以迅速开展，所需的精力也大大减少（见图 4.40）。

这可真是个经济实惠的"良心设计"。特别是在探索性分析的初期阶段，或者当研究基础尚不充分时，这种简便快捷、投入少的研究方式是合理的选择。它提供的信息甚至可能成为开展大规模队列研究的基础。

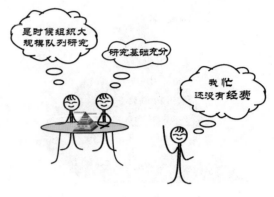

图 4.39

另外，从临床可操作性的角度来看，队列研究从研究因素入手，有机会获得疾病的临床发生率。但是，当人群中发病率很低时，队列研究就会面临挑战，因为可能需要进行大规模的随访才能获得足够的阳性结局（见图 4.41）。

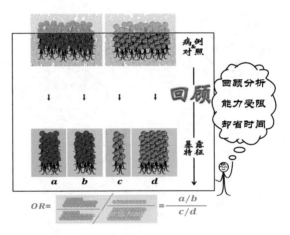

图 4.40

同样的问题也存在于潜伏期长的疾病观察中，长时间的观察和随访对研究质量控制提出了高难度的挑战，有时甚至可能不具备可操作性（见图 4.42）。

因此，对于罕见病或潜伏期长的疾病，病例 - 对照研究往往更为适用。

当然，队列研究虽然投入巨大，但收获也颇丰。在队列研究中，我们可以对多种结局进行研究，这使得队列研究具有很好的可扩展性。一个优秀的队列可以成为一系列研究的核心。相比之下，病例 - 对照研究则无法做

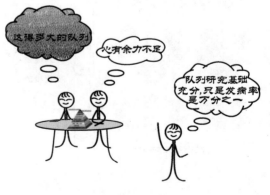

图 4.41

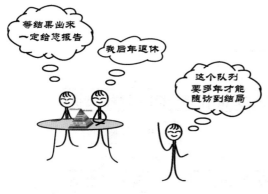

图 4.42

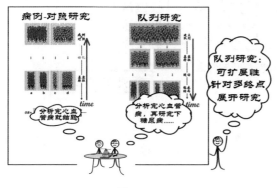

图 4.43

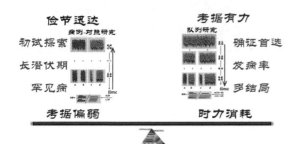

图 4.44

到这一点，因为它是从特定的结局入手进行设计，没机会再分析别的结局了（见图4.43）。

总结一下，队列研究和病例－对照研究在因果研究中相互补充，"彼此搀扶着前进"。例如，可以在队列研究的基础上开展巢式病例－对照研究。让它们一起帮助我们更好地认识临床问题。

显然，在投入能力允许的情况下，队列研究可以提供更具证据能力的结果。特别是当我们希望了解发生率或进行多结果的因果分析时，只有队列研究才能满足这些需求。

然而，在临床条件不允许的情况下，如罕见疾病或潜伏期长的疾病研究中，实施队列研究的条件可能不具备，此时考虑病例－对照研究更为合理。此外，在探索性分析中，病例－对照研究的简单快捷性也使其成为理想的选择。（见图4.44）

我们粗略地整理了面临

研究方法的抉择可能会有的心路历程，仅供大家参考之用（见图 4.45）。

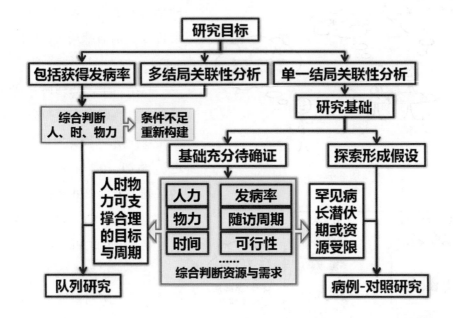

图 4.45

4.2 试验研究

4.2.1 分配隐藏与盲法：分配隐藏不就是盲法吗？

随机对照试验中，随机化过程是确保研究质量和证据能力的关键步骤。以常见的平行组设计为例（见图 4.46）：研究对象在经过相同的入选和排除标准筛选后，都会符合特定标准，这意味着在研究主题上，他们具备相似的特质。接着，通过随机分组来确定他们接受何种干预措施。这样做的好处是，能够消除人为和其他因素对治疗干预分配的影响，确保两组之间的同质性。

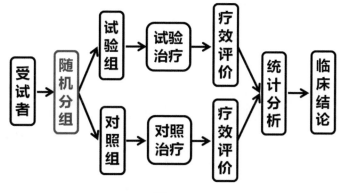

图 4.46

这样，两组之间唯一的差异就是治疗措施的不同，从而使得组间更具可比性。因此，在评估有效性时，我们可以更有信心地将两组效果的不同归因于干预措施的差异，通过与对照组的比较，明确展示试验组的干预效果。

当然，随机化并不意味着两组的基线特征会完全相同，随机误差大家还有印象吧，它在任何一次独立的随机过程中，都是无法避免的。但幸运的是，我们可以利用统计推断来透过样本数据洞察本质（见图 4.47）。

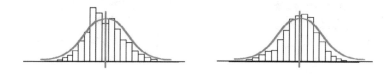

  原假设 H_0：两样本间差异来自抽样误差，
他们本质相同，来自同一总体

 备择假设 H_1：两样本存在本质不同，
来自不同总体

图 4.47

所以，随机化至关重要。没有随机分组，分组过程可能会受到干扰，引入系统误差，导致结果不明确。

那么，实施了随机分组就一定可以高枕无忧了吗？并非如此。随机分组的核心在于随机化实施的过程质量，而非如何生成随机序列。

为何这么说呢？因为要实现随机化的真正意义，必须满足两个关键属性。首先，机会均等：每个研究对象被分配到任何一组的概率都是相同的。其次，不可预知性：在随机分配之前，任何人都不应该预先知道分配结果。

通过合理的随机化程序生成随机序列，可以确保机会的均等性，并防止其他因素干扰分配计划。但到此为止，我们还不能保证分配计划不会被提前泄露。

有些人可能会说，本来就是光明正大的事情，被公开了又如何？（见图4.48）

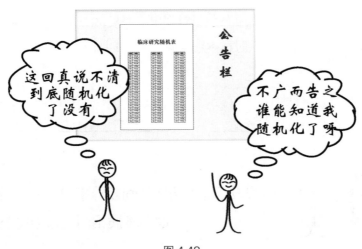

图 4.48

如果随机序列被公开，那么每个新入组的患者将接受的治疗就会提前被知晓。这样，研究者就有可能有意选择某些"理想"的受试者进入试验组，这就有了操作的可能性，从而破坏了随机性。即使研究者没有这样做，只要随机序列在分组前被预知，就会面临破坏随机化的质疑。这时，就会"百口莫辩"，难以自证清白。

因此，随机化的核心在于执行的质量。作为循证医学的重要实施方法，留存证据是研究质量的体现，也是循证能力的保障。

为了确保随机分配过程的公正性，我们采取了一个重要的措施——分配隐藏（见图4.49）。

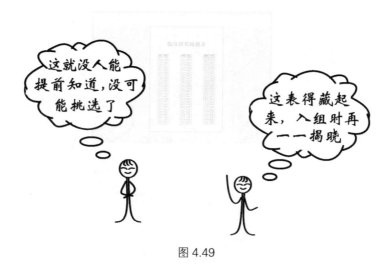

图 4.49

分配隐藏是指在随机分配受试对象的过程中，受试对象和选择合格受试对象的研究人员均不能预先知道随后受试者的分配方案，从而保证患者进入治疗组或对照组的机会均等。（见图4.50）

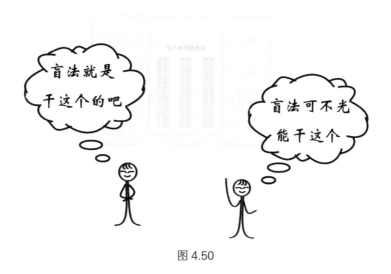

图 4.50

需要注意的是，分配隐藏虽然是指在治疗分配前研究者和受试者都不知道将要执行的分组情况，但这并不要求在研究过程中一定实施盲法。不过，如果你实施了双盲试验（在整个临床治疗过程中，研究者和受试者都不知道试验分组的情况），那么你一定已经实现了分配隐藏（见图4.51）。

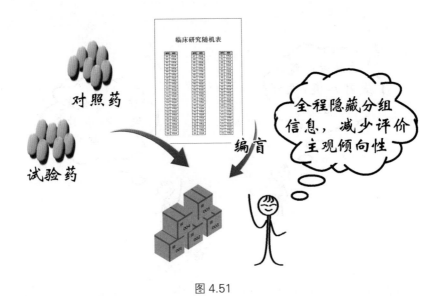

图 4.51

不难理解，如果对研究药物进行了编盲处理，使得试验药和对照药在外观上无法区分，并按照随机序列装入完全相同的药盒中，那么在整个实验过程中，没有任何参与者会知道受试者接受的是哪种治疗。这样不仅完成了分组前的分配隐藏任务，更重要的是，在研究过程中由于不知道使用的是哪种药物，评价过程可以避免主观因素的影响。特别是当评价指标包含主观因素时（如疼痛程度、影像阅片），盲法的实施对于获得高质量证据至关重要。

然而，并非在所有研究场景下都可以实现盲法，例如两种手术器械的对比研究，我们实在是没有办法把两种器械伪装成一个样子（见图4.52）。

因此，对于随机化的执行而言，分配隐藏是必不可少的。在无法实施双盲设计时，我们可以采用不透光的信封将随机分组信息分别封装，待入组时按顺序拆阅并由拆阅医师签署姓名和时间作为工作记录来完成分配隐藏，或者利用中央随机化系统（IWRS）来实现分配隐藏并保留循证依据（见图4.53）。

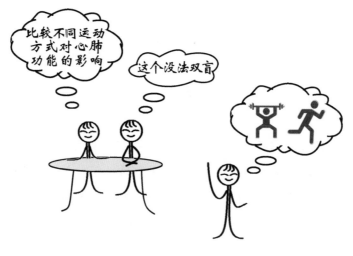

图 4.52

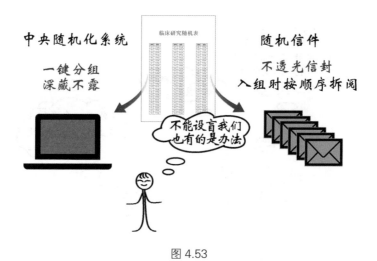

图 4.53

　　综上所述，分配隐藏和盲法虽然不同，但又有联系。双盲是实现分配隐藏的一种方式，而随机信封或中央随机化系统则可以在双盲不可行的情况下帮助我们完成分配隐藏。同时，盲法的重要性更在于防止主观因素对评价过程和评价结果的影响。在不知道分组的情况下对干预效果做出的评价一定更具有证据能力。因此，尽管设盲不是试验研究的必须操作，但它对于提升证据能力至关重要。在无法实现双盲的情况下，研究者会尽量考虑其他形式的盲法（如单盲：研究者与受试者其一设盲；评价者盲：分别指定不同的医师作为治疗医师和疗效评价医师并对评价医师设盲）以获得高质量的循证证据。

4.2.2 主要终点：设定多个主要终点是不是就拥有了更多成功机会

随机对照试验是我们验证治疗方法有效性和安全性的关键手段。那么，我们如何根据研究结果来评估治疗方法的有效性呢？在临床试验中，我们通常会设定多个有效性评价指标，以便全面了解与疗效相关的各个层面，为未来应用提供丰富的信息。但如何具体判断有效性呢？医学发展到今天，各个治疗领域已有了深厚的研究基础和丰富的治疗经验。因此，期望一个新方法能在所有方面都带来显著优势和进步是不太现实的。（见图 4.54）

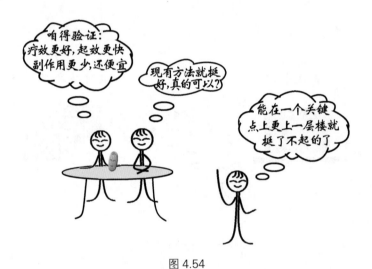

图 4.54

当然，如果仅仅基于某个非关键性指标上的微小改善，就断定干预措施有效，同样也是不合理的。（见图 4.55）

所以，在疗效的确证性研究中，我们常会听到"主要终点"这一术语，与之相对应的则是"次要终点"。这两个概念帮助我们更精准地评估治疗效果。

这种称呼上的区分让我们明白，尽管在试验中我们需要全面了解治疗的

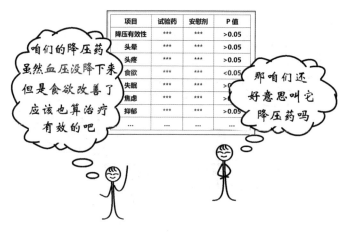

图 4.55

有效性，但不同的评价指标在我们的考量中有着不同的"地位"。临床安全性和有效性始终是我们工作的"起点"和"终点"。因此，在验证治疗有效性的过程中，只有那些能从根本上反映治疗效果的指标，才会被视作验证的核心，即所谓的"主要终点"。而其他指标则作为"次要终点"，对治疗的有效性提供额外的辅助说明。（见图 4.56）

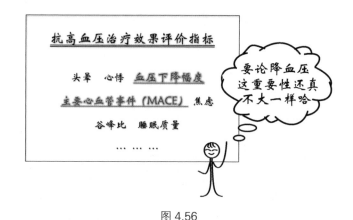

图 4.56

治疗有效性的验证是否成功，主要取决于对主要指标的分析及其得出的结论。如果主要指标的验证达到了预期目标，那么这个研究就可以视为成功；反之，则意味着有效性验证的失败。而次要指标的重要性相对较低，它们所揭示的特点往往只是为有效性"锦上添花"。（见图 4.57）

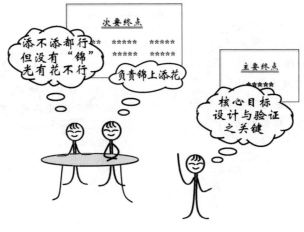

图 4.57

因此，在研究设计阶段，明确主要终点是一项至关重要的任务。主要终点的合理性直接影响到研究的科学性和临床意义。只有那些能真正从本质上反映疗效的指标，才能被选为合理的主要终点。在确定了主要终点之后，我们还需要根据其预计值来估算所需的样本量，以符合验证目的。同时，在分析阶段，我们必须严格按照预设的方案进行统计分析。

谈到这里，有人可能会想：既然主要终点如此关键，甚至能"一锤定音"，那么我们为何不设置多个主要终点呢？这样的话我们就多了个"一次没成功再来一次"的机会呀。（见图 4.58）

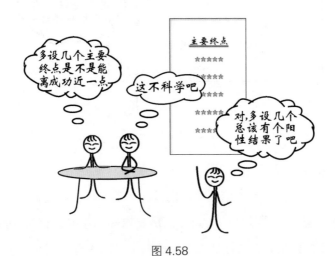

图 4.58

这其实没那么简单。我们都知道，假设检验是通过样本信息来推断总体的方法。例如，在差异性检验中，我们希望验证不同组之间是否存在本质差异。为此，我们将验证目标设定为备择假设（H_1），即两组之间存在本质差异，而其对立面，即两组差异仅由抽样误差造成、并无本质区别，则设为原假设（H_0）。我们的检验从原假设开始，当 p 值足够小（$p < 0.05$）时，我们认为两组差异仅由抽样误差造成的可能性非常小，因此拒绝原假设，接受备择假设，即认为两组存在本质差异。

假设检验的逻辑是通过拒绝验证目标的对立面来证实我们的预期目标。因此，只有当 $p < 0.05$ 时，我们才认为验证成功。（见图 4.59）

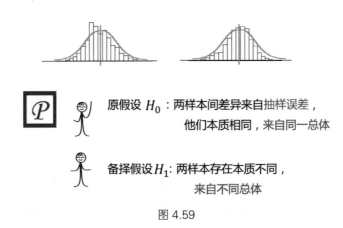

图 4.59

那么，为什么选择 0.05 作为标准呢？这是大家公认的一个阈值，发生概率低于 0.05 的事件被称为小概率事件。在单次独立的假设检验中，我们通常认为不会遇到这样的小概率事件。然而，需要注意的是，即使 p 值小于 0.05，也并非意味着该事件完全不可能发生。因此，在拒绝原假设时，我们有可能做出错误的判断，即当我们判定两组存在本质差异时，实际上它们之间的差异可能仍源于抽样误差。这种判定有可能是假阳性的。（见图 4.60）

但这个误判的可能性足够小，我们愿意承受这种风险，并将其称为一类错误（α）。然而，需要强调的是，"足够小"这一判断是基于"单次独立检验"的前提下进行的（这个概念在多组间的多重比较问题中也提到过，详见章节 3.2.1.2，其中的道理是相同的）。

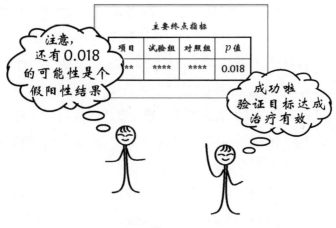

图 4.60

如果我们在进行临床有效性的验证时，设定了多个主要终点，并规定只要其中一个终点成功验证，就视为整个有效性验证成功，那么这些主要终点的假设检验就不再是相互独立的。这是因为它们都共同指向同一个目标，即验证临床有效性。（见图 4.61）

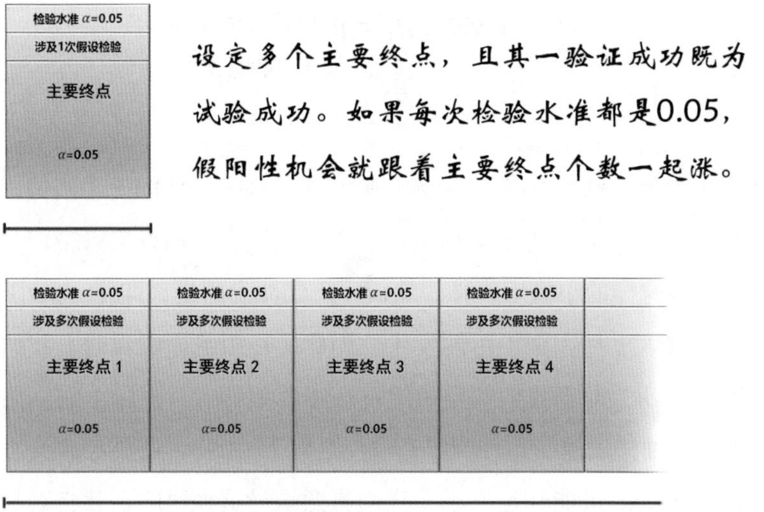

| 检验水准 $\alpha=0.05$ |
| 涉及1次假设检验 |
| **主要终点** |
| $\alpha=0.05$ |

设定多个主要终点，且其一验证成功既为试验成功。如果每次检验水准都是0.05，假阳性机会就跟着主要终点个数一起涨。

检验水准 $\alpha=0.05$	检验水准 $\alpha=0.05$	检验水准 $\alpha=0.05$	检验水准 $\alpha=0.05$	
涉及多次假设检验	涉及多次假设检验	涉及多次假设检验	涉及多次假设检验	
主要终点 1	**主要终点 2**	**主要终点 3**	**主要终点 4**	
$\alpha=0.05$	$\alpha=0.05$	$\alpha=0.05$	$\alpha=0.05$	

图 4.61

如果每一次假设检验我们都赋予它 0.05 的"犯错误"的机会，那么在进行多次检验后，获得假阳性结果的风险将会累积增加，这可能使得假阳性结果不再是一个小概率事件。这种情况对于严谨的科学研究来说是不可接受的。因此，当我们设定多个主要终点，并约定只要其中一个终点在统计学上验证成功，就认为整体有效性验证成功时，我们所设定的 I 类错误水准会依据其含义，将整个有效性验证视为一个整体来分析。这意味着，构成有效性验证的多次检验需要共同消耗这个允许的犯错误概率。换句话说，在针对有效性做出最终结论时，总的 I 类错误概率必须控制在公认的 0.05 以下。（见图 4.62）

无论多少个主要终点

它们验证的是一个问题：有效性

所以整个研究的检验水准为 0.05

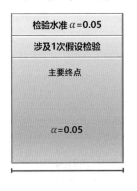

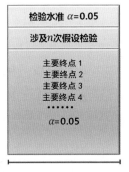

图 4.62

这对研究会有什么影响呢？显然，如果多次检验总计消耗 0.05 的犯错误概率，在只要其中一个检验成功即判定整个研究成功的情况下，那么每次单独检验的显著性水平必然会低于 0.05。这相当于在更严格的检验标准下进行分析。例如，广泛使用的 Bonferroni 方法就是一种将 0.05 的犯错误概率分配给各个检验的方式。（见图 4.63）

这样一来，"肉眼可见"的影响是：在样本量估算中，由于参数的变化，研究所需的样本量将会增加。（见图 4.64）

此外，包含多个主要终点的情况并非一定是其中一个验证成功即判定整个研究成功，还可能存在其他组合方法，这也就有了不同的处理策略。但总的原则都是针对整个研究做好 I 类错误的控制。

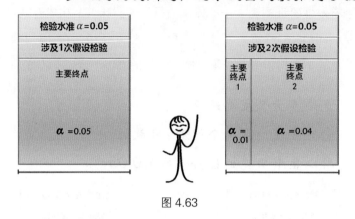

Bonferroni 方法：
对于一个分析目标，不管几次假设检验，
假阳性的机会都会严格控制，只给这么多
多比几次没问题，这个机会大家分就好啦
检验水准 α=0.05
涉及1次假设检验
主要终点
α =0.05
检验水准 α=0.05
涉及2次假设检验
主要终点 1
α = 0.01
主要终点 2
α =0.04

图 4.63

α =0.05 $u_{1-\alpha/2}$ =1.96
α =0.01 $u_{1-\alpha/2}$ =2.58
$N=\frac{2(u_{1-\alpha/2}+u_{1-\beta})^2\sigma^2}{d^2}$
?
$\bar{x}$ SD n p≤α β

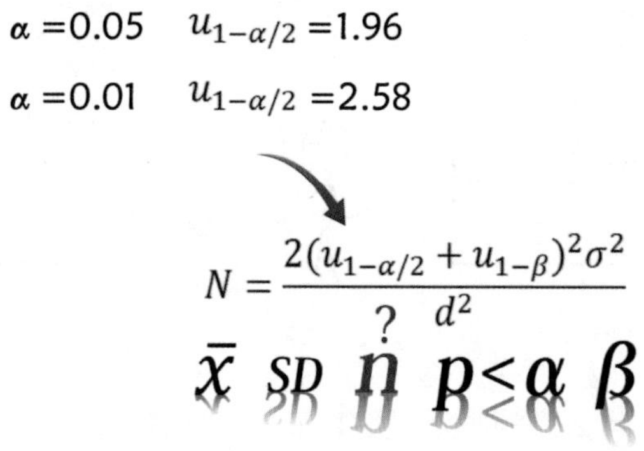

图 4.64

例如，某种治疗措施的效果需要从两个方面来评估，只有当这两个方面都表现出充分的效果时，我们才能确认治疗是有效的。在这种情况下，我们必须设定这两个指标同时得到验证，才能确认治疗的有效性。这样的设定并没有给研究者带来“更多的成功机会”，因为必须两次假设检验都成功，才能证明治疗的有效性。有没有感觉到，这样的要求其实比只有一个主要终点的验证更加严格？因此，假阳性的可能性并没有增加，也就是说，没有增加 I 类错误的风险，所以检验水准并不需要调整。（见图 4.65）

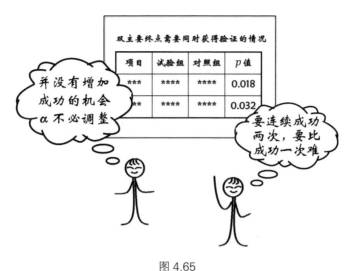

图 4.65

然而，在这种情况下，"一种反方向错误"的可能性却增加了。（见图4.66）

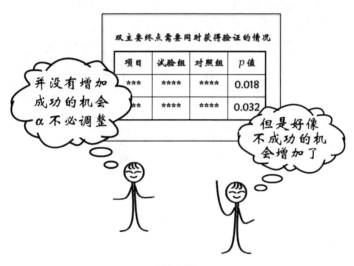

图 4.66

这其实很容易理解。既然存在将随机误差误判为本质差异的风险，那么反过来，也存在将本质差异误判为随机误差的可能性。换言之，一种本身有效的治疗方法可能在研究中未能显示出其效果，导致研究失败。与Ⅰ类错误（即将随机误差误判为本质差异）相对应，这种错误被称为Ⅱ类错误（β），即将本质上存在差异的情况误判为没有本质差异，从而耽误了有效的治疗方法。

在设置了两个主要终点且必须同时验证成功才算研究成功的场景下，为了获得确切的结论，我们不仅需要付出"双倍的努力"，而且在两次检验过程中都存在将有效治疗误判为无效的风险。因此，连续进行两次检验时，Ⅱ类错误的可能性会累积增加。所以，在双主要终点且必须同时成功才能获得有效性确认的研究中，虽然Ⅰ类错误不会增加，但Ⅱ类错误会累积，因此需要针对Ⅱ类错误进行相应的调整。

从临床试验的有效性验证角度来看，Ⅰ类错误指的是将原本无效的治疗误判为有效。这是临床研究可能面临的风险，因此必须高度重视并严格控制。为确保患者的安全，我们将Ⅰ类错误严格控制在公认的小概率事件水平 0.05 以下。（见图 4.67）

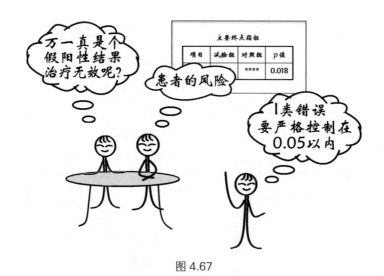

图 4.67

而Ⅱ类错误，则是指将有治疗价值的方法给埋没了——误判为无效。（见图 4.68）

从影响的性质上看，这类错误的危害性相对较低，其风险主要由研究者承担，即试验失败。因此，对Ⅱ类错误的控制要求相对宽松，通常可以接受的水平在 0.2 以内。与Ⅱ类错误紧密相关的一个概念是把握度（power），它等于 1 减去Ⅱ类错误的概率（$1-\beta$）。为了与Ⅱ类错误的设定水准相呼应，我们通常可以接受的把握度水平在 0.8 以上。在实际研究中，常用的把握度水平

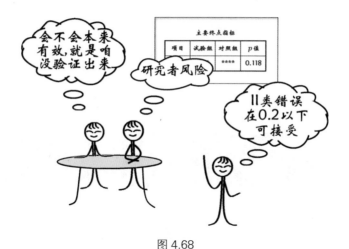

图 4.68

包括 0.8、0.9 等。

然而，无论是 I 类错误还是 II 类错误，我们所设定的水准都是基于一次独立的推断过程。在临床研究中，这与整个研究的验证目标紧密相关。当一个研究包含多个主要终点时，多次的假设检验可能会对整体研究的 α（I 类错误）和 β（II 类错误）产生影响，因此需要采取相应策略来调整每次检验的标准，以防止错误的累积。

如前文所述，在多个主要终点中，只要有一个达到成功标准即视为整体成功时，多次检验需要共同消耗研究设定的 α，确保各次检验的 I 类错误总和不超过可接受的检验水准，而 II 类错误则无须调整。当多个主要指标必须同时达成才能确认验证成功时，I 类错误无须调整，但需确保各次假设检验的把握度乘积达到研究设定的水准。

实际上，在处理多主要指标时，各指标间的关系不仅限于上述类型。例如，事先规定各主要指标间的检验顺序，采用序贯方式，即只有在前一个假设检验成功时，才进行下一个检验。无论采用何种方式，处理原则始终不变：针对整个研究定义满足统计学要求的 I 类与 II 类错误水准，采取合理策略防止因多次检验导致错误可能性增加，并在研究方案中明确说明，在分析过程中严格执行。

最后需要强调的是，临床研究的根本目的在于解答临床问题、验证未知，以造福患者。因此，能够清晰揭示问题本质、设计简洁且易于操作的研究设计，是获得高质量证据的首选。所以，我们仍应优先考虑设定唯一且能充分说明临床问题的主要终点。

如果不算样本量，会怎么样

研究设计阶段，统计人员常常需要解答以下两个"发自内心的"询问："赶紧帮我算算样本量"以及"干啥非得算样本量"（见图 4.69）

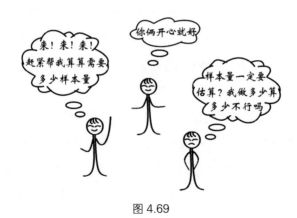

图 4.69

为了充分解答这些问题，首先需要说明的是：

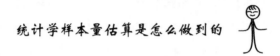

这就要从假设检验说起——

以 t 检验为例，当我们希望验证两个服从正态分布的样本间是否存在本质差异时，便会采用 t 检验这一方法。（见图 4.70）

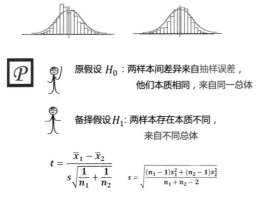

图 4.70

$$t = \frac{\bar{x}_1 - \bar{x}_2}{s\sqrt{\dfrac{1}{n_1} + \dfrac{1}{n_2}}} \qquad s = \sqrt{\frac{(n_1-1)s_1^2 + (n_2-1)s_2^2}{n_1 + n_2 - 2}}$$

首先，我们设定一个与预期结果相反的原假设：即这两个样本来自同一个总体，他们之间的差异仅仅是抽样误差导致的。通过计算，如果样本间的差异由抽样误差引起的概率（即 p 值）小于我们设定的检验水准（α）0.05，我们就会拒绝原假设，接受备择假设，即认为这两个样本实际上来自不同的总体，这正是我们期待看到的结果。

既然我们可以利用样本信息进行统计推断，那么，在研究开始之前，如果我们已经有了前期的研究基础，对可能收集到的数据有了一定的了解和预估能力，此时，我们的检验假设已经非常明确。因此，我们可以进一步思考：在数据已经可以大致描画的情况下，需要收集多少样本量才能得出具有统计学意义的结论呢？相关的公式已经存在，我们只需要改变未知数而已。这是一个完全合理的要求，怎么可以被拒绝？（见图 4.71）

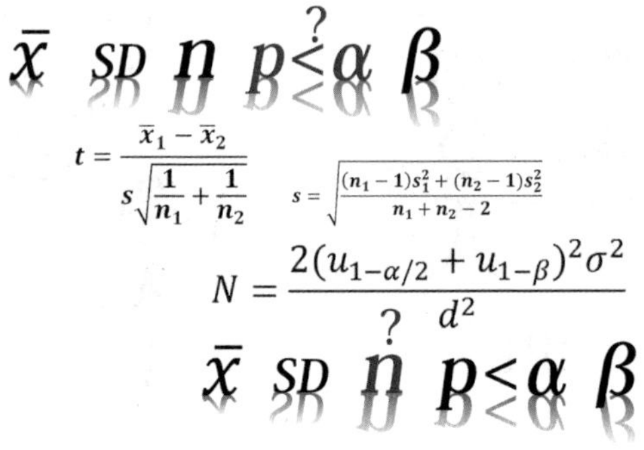

$$\bar{x} \quad SD \quad \overset{?}{n} \quad p \overset{?}{\lessgtr} \alpha \quad \beta$$

$$t = \frac{\bar{x}_1 - \bar{x}_2}{s\sqrt{\dfrac{1}{n_1} + \dfrac{1}{n_2}}} \qquad s = \sqrt{\frac{(n_1-1)s_1^2 + (n_2-1)s_2^2}{n_1 + n_2 - 2}}$$

$$N = \frac{2(u_{1-\alpha/2} + u_{1-\beta})^2 \sigma^2}{\overset{?}{d^2}}$$

$$\bar{x} \quad SD \quad \overset{?}{n} \quad p \lessgtr \alpha \quad \beta$$

图 4.71

因此，在研究启动之前，如果我们已经能够对研究结果做出初步预估，那么我们同样可以利用这些数据来大致估算完成研究所需的数据规模。

为什么要估算样本量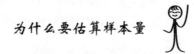

（1）科学性。样本量的设计是研究设计的关键环节。在拥有前期信息的基础上，通过估算，我们可以了解验证过程中对样本数量的需求，为设定研究规模提供科学根据，从而使研究设计更为严谨。

（2）伦理性。研究过程本质上是探索新知识的过程，其中可能包含未知的风险。特别是在干预性研究中，对获益与风险的评估同样至关重要，都是研究的核心目标。从伦理学的角度出发，我们强调对受试者的全面保护。在充分评估研究基础和设计合理性的同时，为了保护受试者的权益，我们希望将研究规模设计为能实现研究目的的最小样本数量，从而最大限度地降低风险，保障受试者的利益。因此，样本量估算不仅是科学性的要求，也是伦理性的要求。（见图 4.72）

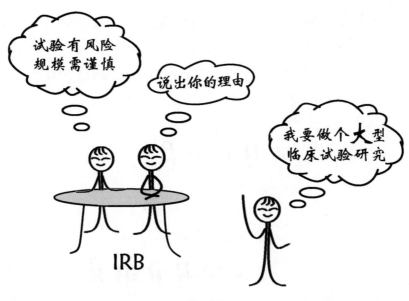

图 4.72

（3）可行性评估。样本量估算并非仅仅为了满足设计要求。实际上，通过估算，研究者可以对研究的前景进行初步判断，并从人力、时间、物力等方面充分评估方案的可行性。例如，如果估算出的样本量过大而不切实际，不具有可行性，则研究者可以通过改进设计或寻找更敏感的评价指标来提高方案的可操作性。

所有的研究都需要样本量估算吗？

当然不是啦！

例如，样本量估算通常需要基于前期研究信息来预估可能的研究结果。然而，在开创性研究中，由于缺乏可依据的前期信息，无法进行预估，因此也无法计算样本量。就像当一种全新的药物首次用于临床探索性研究时，就无法进行样本量估算。当然，在这种情况下，应遵循伦理学原则，在这种对干预方法的有效性和安全性完全没有临床信息的情况下，进行小样本的探索性研究。

此外，那些基于现有数据进行探索与挖掘的设计，因为数据已经摆在眼前，样本量自然不是研究者可以左右的。

临床研究强调样本量估算的另一个重要原因是人群中存在明显的个体差异。充分的样本量是通过样本随机误差了解总体的关键措施。当然，在动物研究中，由于可以通过纯化种系和更可控的实验过程实现研究对象的同质性，以增加可比性，从而完成因果推断，因此不必像临床研究那样过于关注个体变异，对个体变异那样的"敬畏有加"。（见图 4.73）

所以，在以实验动物为研究对象的研究中，其样本量的确定在很多情况下并非通过统计学估算来决定。

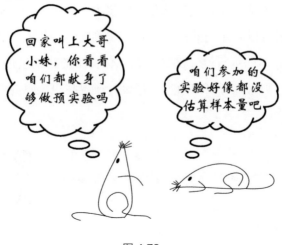

图 4.73

样本量估算不是孤立的设计问题

样本量估算经常是研究设计阶段的重要任务，但绝不是设计工作的全部，也不应孤立存在。只有当它成为研究设计中的一个关键组成部分时，才能构建出完整且合理的验证逻辑。举个例子，如果研究对象和评价指标等研究要素设计得当，那么充足的样本量将有助于我们更好地排除随机误差的干扰，从而更准确地了解总体的特征。

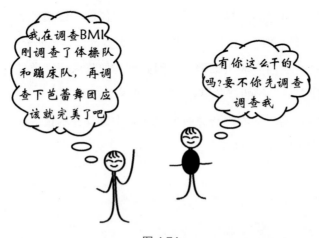

图 4.74

然而，在存在明显设计偏倚的情况下（见图 4.74），即使增加样本量也无法消除系统误差的影响。更糟糕的是，这样做可能会让你在错误的道路上走得更加"理直气壮"。

4.4　偏倚

从朋友圈美图看信息偏倚

朋友圈真是个好友们交流信息、增进了解的好地方。自从我沉迷植物，成为了植物爱好者以后，我的朋友圈就充满了我心爱的植物们的身影。（见图 4.75）

有一次，朋友惊叹道："你怎么养什么都能养得这么好？"

这时我才恍然大悟——原来，即使不做研究，信息偏倚也是无处不在。

比如说，你会看到这样生机勃勃的"秋菠"（见图 4.76）。

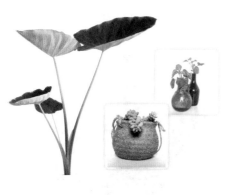

图 4.75

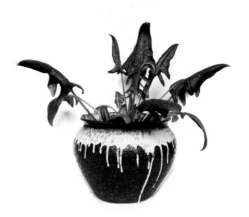

图 4.76

但你可能没机会看到它也有萎靡不振的时候（见图 4.77）。

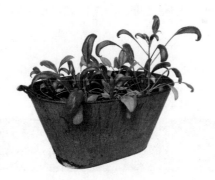

图 4.77

同样，你会欣赏到多肉植物绽放时的美丽（见图 4.78—79）。

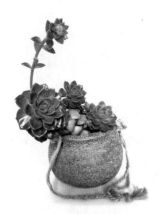

图 4.78

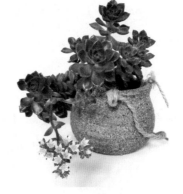

图 4.79

但却鲜少看到它们美丽凋零后的模样（见图 4.80）。

其实，这是可以理解的。朋友圈是个让人愉悦的地方，我当然不愿意分享那些失败的案例让大家陪我一起不开心。更何况，我也希望将我心爱的花草最美的瞬间定格在最绚烂的时刻。

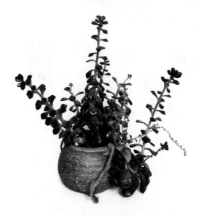

图 4.80

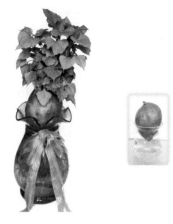

图 4.81

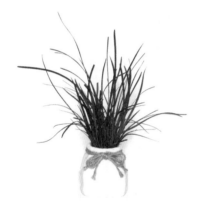

图 4.82

这本身无可厚非。然而，这样做带来的就是信息的传达偏离了真实的情形。要知道，白薯大概只有1/3可以变成媚娘，在培养的道路上它们前仆后继，始终伫立在水盂之中（见图 4.81）。

对于娱乐来说，这种偏倚或许无伤大雅。再来看一眼我这些充满文艺范儿的韭菜吧（见图 4.82）！

但在医学研究中，信息的准确性至关重要，它是保证研究结果可靠和具有实际应用价值的前提。

信息偏倚（information bias），也称为观察性偏倚（observation bias），指的是在研究过程中，由于信息获取过程中所存在的问题，导致所获取的信息偏离了真实情况。

例如，在采集患者疾病史信息时，患者在回忆既往信息时可能存在记忆不完整或偏差，从而出现回忆偏倚；在临床信息的收集过程中，调查人员、研究环境和方法的不同，或技术水平的不一致，都可能导致调查结果失真，产生调查偏倚；在未采用盲法的试验研究中，研究者则可能因为主观倾向性而造成信息采集过程中获取更倾向于自己意愿的临床评价结果，导致期望性偏倚等。

在临床研究的设计和实施阶段应充分关注可能干扰信息收集可靠性和准确性的

因素，并采取相应措施积极防范。比如，加强研究者培训、统一调研方法和试验条件；在设计阶段就注意信息采集的可操作性和准确性；在试验研究中尽量采用盲法评价；避免数据采集过程中的信息遗漏；同时，采用客观的测量指标作为观察依据，以减少主观因素对测量结果的影响。这些措施将为高质量的研究结果奠定坚实基础。

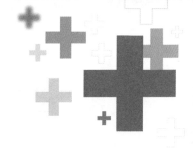

5

数据科学

讲数比屋：面向真实世界，临床数据也需要数据治理

数据治理！听起来就很深奥的吧。尤其是在临床研究领域，它或许不显山露水，但其重要性日益凸显。随着数据科学的飞速发展，海量数据如潮水般涌来，在众多实际应用场景中，旧有的数据系统已难以满足需求。

信息孤岛，就是形容这种情况的。（见图 5.1）

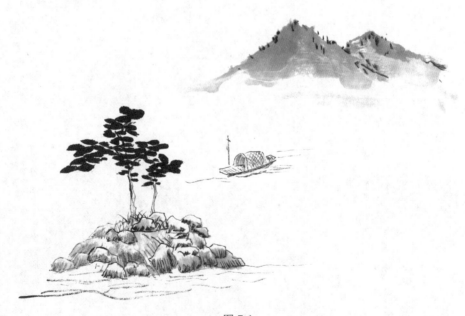

图 5.1

如今，我们获取数据的渠道愈发多样：电子病历、健康档案、可穿戴设备，以及研究者为了研究进行的独立的信息收集等。

早期的数据系统往往基于特定且有限的目标构建。然而，当我们的数据利用能力和目标提升时，这些分散独立的数据系统便显得力不从心。因此，我们需要将它们连接起来，实现互通。但请注意，这种互通并非简单的"搭个桥"，因为数据不仅要放在一起，更要能被有效利用，仅仅放在一起并不一定能用。

还记得秦始皇如何统一货币、度量衡，以及车同轨、书同文吗？（见图5.2）

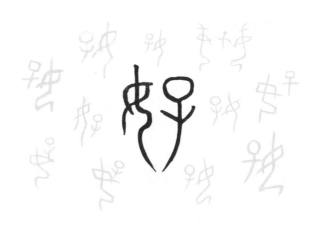

图 5.2

他解决的是因标准不一而导致的理解混乱问题。

而数据应用要解决的问题远不止这些，比如，即使标准统一了，如何确保张三的血糖结果与他的问卷信息准确对应以便分析？又如何确保数据的安全？

随着真实世界数据在临床研究中的应用日益增多，临床数据的管理与应用面临着新的要求，数据治理因此在临床领域受到了越来越多的重视。尽管它的概念不容易被理解，它在做什么也不甚明白。

幸运的是，银行业在数据治理方面已先行一步。这里，我想到了一位专家——沙若琪老师。

作为银行数据治理专家，她把数据治理过程比作了一座房子，用来方便大家读懂其中的"深奥"含义。

这是个很有趣的解释方法，我帮她取了个名字叫作"讲数比屋"，这名字听起来不错吧？

当我们聚焦到临床研究数据，数据治理的工作主要涵盖以下八大领域：数据架构、数据模型、数据标准、元数据、主数据、数据质量、数据时效性管理和数据安全。是不是每一个听起来都带着满满的学问？（见图5.3）

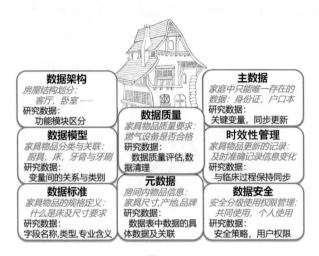

图 5.3

其实，一旦把数据架构比作建房子，理解起来就不那么困难了，尤其是这其中还蕴含着相当高的技术含量。数据科学家们的智慧真令人钦佩。

（1）数据架构：界定数据的范围、明确数据来源以及划分模块。（见图5.4）

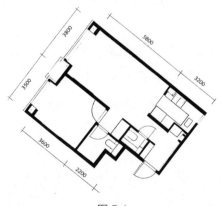

图 5.4

就像建造房屋前必先有设计图纸，明确房屋的整体布局和各个房间的功能一样，数据架构就是构建系统的基石。特别关键的是，要确保预留好"门"和"通道"，让数据之间能够顺畅交流，消除信息孤岛。在临床研究系统中，数据框架不仅厘清了数据来源的范围及其相互之间的联系，更重要的是，随着对研究数据可追溯性要求的提高，梳理清晰数据源流，明确原始数据来源，已成为临床研究数据的核心需求。

（2）数据模型：描述数据之间的关联和属性。它在临床研究中扮演着重要角色。就像口杯与牙刷因刷牙而联系在一起，盘子、碗、灶台因为做饭有了关联。很显然口杯跟灶台的关系是疏远的，这样一来屋子里设备的关系就清晰了。临床数据之间也需要明确这种关联。

这是多年前我们绘制的临床研究实验室检查信息 ER 图（见图 5.5）。

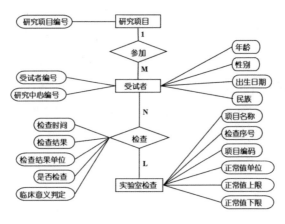

图 5.5

虽然关系型数据结构不是唯一的数据结构方式，但它们的用意和目的是一致的。

（3）数据标准：定义数据信息的专业属性、数据格式、记录规则等。对于一座房子的管理，当然需要明确各种设施的特征和功用，比如总要先说明白什么叫沙发椅。（见图 5.6）

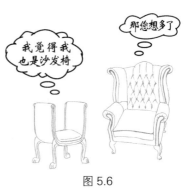

图 5.6

进而还需要说明沙发椅的关键参数，比如材质、尺寸等。

同样，在临床研究中，也需要明确各类临床信息的定义，以及数据记录中参数、格式、单位名称等要求。这一点非常重要，当不同来源的数据以相同方式记录时，我们就能最大限度地实现数据的合并利用。因此，建立统一的数据标准也是当前数据科学研究的重点。

（4）元数据：依据数据标准对每一个数据库中的数据字段给予明确的定义，包括字段名称、含义、数据格式、值域等。比作房屋，相当于对每一个房间以及房间内的每一件物品都提供了详细的说明书。这样一来，房子里的所有东西就都一目了然了。

（5）主数据：对系统中具有唯一性的数据进行定义和管理。以一个大房子为例，房本就是重要的主数据。同样，在临床信息中，那些用于识别研究对象并在不同的数据来源间建立联系的信息就是主数据。需要注意的是，这些主数据必须在各个系统中保持一致，并且任何改动都需要同步进行。

（6）数据质量：对可能的质量问题进行监控、识别、预警、修正。再好的数据体系，满眼都是缺失数据或者逻辑矛盾一定也没有什么大用处了。就像家里的设施，必须满足特定的功能和质量要求。对于临床研究来说，数据质量一向都是数据管理的重点，因此其重要性不言而喻。

（7）时效性管理：确保相同数据在不同系统中保持同步更新。这就像大房子里的物品更新后，需要及时更新纪录一样。对于研究数据，临床记录的研究数据应与临床过程实际情况的纪录保持同步更新，以避免任何错误或遗漏。

（8）数据安全：数据安全策略与用户权限管理。这和大房子需要妥善的安全措施是同样的道理。同时也需要限制某些使用权限，比如小孩子就不要去厨房了。临床数据信息系统也必须充分考虑网络安全，防止被篡改或攻击，同时实施必要的用户权限管理。

总结一下，数据治理就是一个对数据进行整理、格式化和规范化的过程。数据治理的目标不仅仅是解决现有问题，更重要的是全面提升数据管理能力。在数据获取方式和信息化能力迅速发展的今天，这一点尤为重要。（见图5.7）

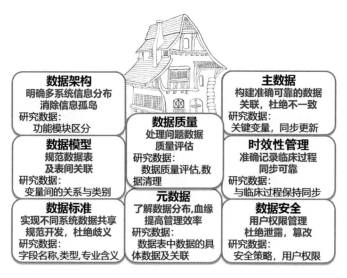

图 5.7

而对于临床研究来说，其意义远不止于此。倘若我们能够将研究过程的痕迹保留在数据系统中，那么验证研究的诚信和追溯研究信息就会变得既简单又可靠。

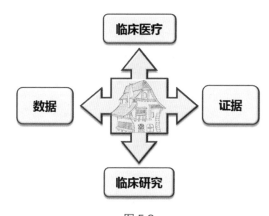

图 5.8

更进一步来说，假如我们能够有效地整合临床过程与研究过程的数据管理（见图 5.8），那么就有可能以数据信息系统为基石，达成临床与研究两个过程的深度融合。这样不仅能支持数据的溯源，还可以进行诚信的考评，从而实现更高效的信息利用与综合管理。